超声E成像
临床应用指南

Chinese Guidelines and Recommendations
on the Clinical Use of Ultrasound Elastography

中华医学会超声医学分会　　组织编写

主　编	梁　萍	中国人民解放军总医院
	姜玉新	北京协和医院
主　审	王金锐	北京大学第三医院
副主编	郑荣琴	中山大学附属第三医院
	李安华	中山大学肿瘤防治中心
	崔立刚	北京大学第三医院
	徐辉雄	同济大学附属第十人民医院
	常　才	复旦大学附属肿瘤医院
	郭瑞君	首都医科大学附属北京朝阳医院
	严　昆	北京大学肿瘤医院
技术指导	Mathias Fink	法国国家科学院院士　朗之万声学研究所
	Christoph F Dietrich	世界超声医学与生物学联合会（WFUMB）副主席
	曹艳平	清华大学工程力学系

人民卫生出版社

图书在版编目（CIP）数据

超声 E 成像临床应用指南 / 中华医学会超声医学分会组织编写 . —北京 : 人民卫生出版社，2018

ISBN 978-7-117-26423-5

Ⅰ. ①超… Ⅱ. ①中… Ⅲ. ①超声波诊断 – 超声成象 – 指南 Ⅳ. ①R445.1-62②O426.2-62

中国版本图书馆 CIP 数据核字（2018）第 066281 号

| 人卫智网 | www.ipmph.com | 医学教育、学术、考试、健康，购书智慧智能综合服务平台 |
| 人卫官网 | www.pmph.com | 人卫官方资讯发布平台 |

超声 E 成像临床应用指南

组织编写：中华医学会超声医学分会
出版发行：人民卫生出版社（中继线 010-59780011）
地　　址：北京市朝阳区潘家园南里 19 号
邮　　编：100021
E - mail：pmph @ pmph.com
购书热线：010-59787592　010-59787584　010-65264830
印　　刷：北京汇林印务有限公司
经　　销：新华书店
开　　本：889×1194　1/16　　**印张：**9
字　　数：175 千字
版　　次：2018 年 5 月第 1 版　2021 年 10 月第 1 版第 6 次印刷
标准书号：ISBN 978-7-117-26423-5/R·26424
定　　价：98.00 元

打击盗版举报电话：010-59787491　E-mail：WQ @ pmph.com
（凡属印装质量问题请与本社市场营销中心联系退换）

编委名单（以姓氏笔画为序）

丁云川	昆明医科大学附属延安医院
丁红宇	山东省千佛山医院
马苏亚	浙江宁波鄞州第二医院
马灵芝	中国医科大学附属第四医院
王　彬	北京大学第一医院
王　辉	吉林大学中日联谊医院
王文平	复旦大学附属中山医院
王月香	中国人民解放军总医院
王光霞	天津南开医院
王宏桥	青岛大学附属医院
王岩青	河南省郑州人民医院
王学梅	中国医科大学附属第一医院
邓晓蕴	河北唐山工人医院
艾　红	西安交通大学第一附属医院
申素芳	河北省保定市第一中心医院
田家玮	哈尔滨医科大学附属第二医院
冉海涛	重庆医科大学附属第二医院
丛淑珍	广东省人民医院
冯少阳	河南省传染病医院
冯庆艺	广东省高州市人民医院
朱　强	首都医科大学附属北京同仁医院
朱家安	北京大学人民医院
任卫东	中国医科大学附属盛京医院
华　扬	首都医科大学宣武医院
刘　俐	北京大学深圳医院
刘长珠	广州市第八人民医院
刘凤霞	厦门市第五医院

刘文英	北京大学肿瘤医院
刘明辉	中南大学湘雅二医院
刘博姬	同济大学附属第十人民医院
米成嵘	宁夏医科大学总医院
汤　庆	广州医科大学附属第一医院
许　迪	江苏省人民医院
孙　洋	北京大学第三医院
贡雪灏	深圳市第二人民医院
严春阳	浙江省宁波市第七医院
严继萍	山西省人民医院
李　芳	重庆市肿瘤医院
李　雄	武汉大学中南医院
李　晶	黑龙江中医药大学附属第一医院
李　晶	中国医科大学附属盛京医院
李建初	北京协和医院
李泉水	深圳罗湖医院集团
李俊来	中国人民解放军总医院
李颖嘉	南方医科大学附属南方医院
吴　洁	贵州省人民医院
吴长君	哈尔滨医科大学附属第一医院
吴意赟	江苏省中医院
邱　逦	四川大学华西医院
邱少东	广州医科大学附属第二医院
何　文	首都医科大学附属北京天坛医院
何　金	重庆市人民医院
余文慧	湖北省武汉市武昌医院
余晓梅	湖北省武汉市第一医院
谷　颖	贵州医科大学附属医院
沈　斌	浙江省奉化人民医院
宋　涛	新疆医科大学第一附属医院
张　文	广东省体育医院
张　巍	广西医科大学附属第三医院

贾立群	首都医科大学附属北京儿童医院
钱林学	首都医科大学附属北京友谊医院
高永艳	武警总医院
郭　君	北京大学航天中心医院
郭发金	北京医院
唐　杰	中国人民解放军总医院(301)
唐　缨	天津市第一中心医院
唐石初	湖南省肿瘤医院
唐丽娜	福建省肿瘤医院
黄品同	浙江大学医学院附属第二医院
黄丽萍	中国医科大学附属盛京医院
曹　文	首都医科大学附属北京朝阳医院
曹艳平	清华大学工程力学系
崔广和	山东省滨州医学院附属医院
崔新武	华中科技大学同济医学院附属同济医院
康春松	山西大医院
彭玉兰	四川大学华西医院
蒋天安	浙江大学医学院附属第一医院
程　文	哈尔滨医科大学附属肿瘤医院
童明辉	兰州大学第二医院
温朝阳	北京大学国际医院
谢晓燕	中山大学附属第一医院
雷凯荣	同济大学附属杨浦医院
詹维伟	上海交通大学医学院附属瑞金医院
薛红元	河北省人民医院
薛改琴	山西省肿瘤医院
薛恩生	福建医科大学附属协和医院

多年的合作,我已经成为中国超声界的朋友和伙伴,因此非常荣幸能够在此介绍《超声E成像临床应用指南》。

超声弹性成像的应用最早从肝脏硬度开始不断发展,尤其在作为新的成像模式加入全身性超声设备、进入临床并广泛应用以来,其重要性日益凸显。值得一提的是,在过去的几年间,全世界范围内超声弹性成像不同临床应用的指南和推荐意见多有面世。第一份超声弹性成像指南由欧洲超声医学与生物学联合会(EFSUMB)在2013年发表,并于2017年更新。紧接着,世界超声医学与生物学联合会(WFSUMB)指南公布。在以上这些欧超联和世超联的指南中,部分推荐指导意见在当时只有不算多的可靠临床数据研究结果能够提供证据支持,所以与E成像在日常超声临床工作中的实际应用价值相比,当时的部分推荐等级从循证角度看其实是相对较低的。

对于任何一种新的诊断或者治疗工具来说,它的推广和指南编制的目的在于:这种新的、通常也很有价值的手段,或还没能来得及得到高质量的临床实验结果支持。中国的超声E成像临床应用指南新近编撰,对近年新发表的临床研究证据进行了综合性的概览,并加入了最新的有影响力的中国多中心研究数据,使得其指南更加适合中国的临床需求,同时也展示了中国最新发表的文献数据和丰富经验。与前文提到的众多已发表指南一起,中国的这项卓越合作成果将进一步阐述和完善超声主要弹性成像手段在肝脏、甲状腺、乳腺和肌骨等疾病诊断中的临床应用价值。不论对于初学者还是经验丰富的专家,这本临床指南都会成为整个超声弹性成像行业的主要参考规范。现今中国做了大量关于E成像各领域应用的前瞻性研究,作为欧洲的同行,我对这些研究的数量和力度表示钦佩。我因此确信,不需要太长时间,就会有更多的中国超声 E 成像临床应用的成果出现,这些成果必将更加完善我们对于这一令人着迷的超声新模式的认识。

作为前任欧洲超声医学与生物学联合会(EFSUMB)主席,请允许我推荐欧超联的每月病例分享(Case of the Month),里面也在展示超声 E 成像的临床应用实例。这些病例被翻译成 14 种语言,包括中文(由崔新武教授翻译),可以在欧超联主页进行查看。

此致

前欧洲超声医学与生物学联合会(EFSUMB)主席
世界超声医学与生物学联合会(WFUMB)第一副主席

Foreword

For many years I have been a partner and friend of Chinese ultrasound activities. Therefore I am honored and privileged to introduce the "Chinese Guidelines and Recommendations on the Clinical Use of Ultrasound Elastography".

The introduction of new developments in liver elastography, such as incorporation in general ultrasound machines, and thus its more widespread availability have resulted in it gaining importance. It is worth mentioning that over the last years Guidelines and Recommendations regarding different ultrasound elastography applications have been published. The first elastography guidelines were published by the European Federation for Ultrasound in Medicine and Biology (EFSUMB) in 2013 and updated in 2017. The World Federation of Ultrasound in Medicine and Biology (WFUMB) guidelines followed thereafter. For some of the recommendations reported in the previous EFSUMB and WFUMB guidelines there were few controlled trials to support the strength of evidence. Therefore, level of evidence for some recommendations have been relatively weak in comparison to its clinical value in routine practice.

The introduction of any new diagnostic or treatment tools and guidelines typically follows a pattern. New and often valuable methods are often not supported by high quality clinical trials. The Chinese Guidelines and Recommendations on the Clinical Use of Ultrasound Elastography provide a comprehensive overview of current evidence. The brand new Chinese guidelines include new predominantly Chinese data which allow adoption to the special needs of China and also express the huge knowledge and published evidence in current Chinese literature. As with the mentioned previous published guidelines this impressive Chinese cooperative project recognizes the clinical value of the use of elastography, both strain and shear wave techniques, in the evaluation of liver and other organ pathology including the thyroid, breast and musculoskeletal applications. These new and impressive guidelines should be a major reference for both beginners and experts performing elastography. As a European I admire the frequency and strength of current Chinese prospective studies dealing with all kinds of elastograph applications. Therefore, I am sure that in a short period of time we will experience more Chinese studies on elastography completing our knowledge on these fascinating new technologies.

As Past-EFSUMB President please allow me to highlight the EFSUMB Cases of the Month, which also give examples of the use of elastography. The Cases of the Month have been translated into 14 different languages including Chinese translated by Professor Xin-Wu Cui.

Cordially

Prof. Dr. Christoph F. Dietrich, MBA

EFSUMB Past President

WFUMB Vice President

目 录

第五章　甲状腺结节超声 E 成像临床应用指南　　81

第六章　肌骨系统超声 E 成像临床应用指南及专家共识　　101

网络增值服务

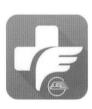

人卫临床助手
中国临床决策辅助系统
Chinese Clinical Decision Assistant System

扫描二维码,
免费下载

1

超声 E 成像技术和原理　第一章

"触诊"是最古老的诊断技术之一。早在 5000 多年前的埃及法老时代,当时的医生就已经懂得使用触摸方式了解组织硬度,并且明白如果某个器官内出现较硬的肿物至今,同时也在外科手术中被用于寻找病变组织。但是,触诊的应用局限于体表可触及的组织器官,阳性检出率和空间辨识度低,而且主观性强。

应用无创方法检测组织硬度这一机械特性的超声弹性成像(elastography,以下简称超声 E 成像)模式,其研发目的就是为了克服以上局限性,关注的物理学特性是组织的硬度,其量化参数是杨氏模量,单位:千帕(kPa)。近年来,检测技术和临床应用发展迅速。从 2014 年开始,中国近百家三甲医院相继组织和开展了乳腺、肝脏、肌骨和甲状腺的 E 成像临床应用多中心研究,为相关规范和指标的确定提供了大样本数据基础。与此同时,超声 E 成像技术进入快速临床普及阶段。因此,有必要编撰中国的超声 E 成像临床应用专家推荐指南,以对临床使用进行规范和指导。

本指南主要分为两部分:第一部分介绍相关技术背景和基础原理;第二部分分类讲解各主要器官的临床应用及建议。希望这些推荐、建议能够帮助 E 成像的使用者和即将使用者充分理解基础原理、技术优势和局限性,以期指导临床正确使用和发挥最大价值。

与组织硬度相关的各种检测和成像方法众多,但基础方面,或者是致力于显示组织之间硬度的对比差异,或测量其定量数值,或显示其数值高低和分布情况。其中有一些关键基础知识需要清楚。一方面是检测方法,通常应用超声间接测量组织的机械特性:生成定性应变图像,或者进行剪切波速度测量或成像。另外,激励方法也有不同:使用动态激励产生剪切波,或者静态/准静态压力产生应变。这些基础知识,都将在本章中进行介绍。

一、基 础 概 论

形象来说,弹性 E 成像就像是深部"触诊"。传统的灰阶超声诊断是显示软组织声特性阻抗的差别,而基于超声的 E 成像模式则能显示软组织机械特性(如弹性)的差别。E 成像的好处在于,超声的回声强度与组织的机械特性是相对独立的两种物理特性,也就是说,声学特征相似的软组织,其机械特性可能有很大差别。这使得我们可以用灰阶成像来清晰地显示解剖结构,同时,还可能利用 E 成像来区分不同组织的机械特性。

众所周知,组织硬度改变与多种疾病相关,例如恶性肿瘤、肝纤维化、动脉粥样硬化等,已有 MRI 可用于评价。而超声领域近十年才开始出现能够客观、定性或定量评估组织硬度的超声 E 成像技术。这类技术在临床上的一些典型应用包括:

1. 组织病变的早期发现及鉴别诊断。因为病变形态学改变不明显时组织硬度可能已发生改变,而 E 成像可有效反映这种改变。

2. 提升相关疾病的诊断准确性,例如癌症、慢性肝炎及动脉粥样硬化中病变程度、进展的评估。

3. 治疗反应的评估,例如射频消融与化疗等。

对于非粘弹性均质材料,其硬度可用弹性模量来表示;但如果是生物组织,其硬度取决于多种因素,包括组织内脂肪、纤维的含量等。此外,生物组织的弹性本身具有各向异性、粘性及非线性,会因形变方向、程度及比率不同而不同。然而,即使弹性模量计算基于的假设并没有考虑这些因素,它与疾病的相关性依然高度相关。如表 1-1 所示,用机械测量法测得的切除乳腺癌组织的弹性模量值明显高于正常腺体组织,这也是 E 成像可用于评估组织病变的重要原因[1,2]。

表 1-1　乳腺组织杨氏模量值[2]

乳腺组织类型	杨氏模量值(kPa)
正常脂肪	3.25±0.91
正常纤维腺体组织	3.24±0.61
纤维腺瘤	6.41±2.86
DCIS	16.38±1.55
低级别 IDC	10.40±2.60
高级别 IDC	42.52±12.47

注:DCIS:导管原位癌;IDC:浸润性导管癌

软组织弹性用弹性模量来表示,例如杨氏模量(E)和剪切模量(G),分别表征组织抵抗压缩及剪切形变的能力,目前已商用的弹性成像仪器相对于直接测得组织形变量而言,这些模量通常由以下两种方法获得:

外部施压 σ 并测量应变 ε 后,应用以下公式(1)计算 E(胡克定律):

$$E=\sigma/\varepsilon \tag{1}$$

激发剪切波并测得其传播速度 Cs 后,应用公式(2)计算 E 或 G:

$$E=2(1+\vartheta)G=3\rho Cs^2 \tag{2}$$

这里我们假设一个不可压缩的软组织介质泊松比 θ 的近似值为 0.5,组织密度 ρ 约等于 1。因而对于绝大多数假定不可压缩的各向同性组织,其杨氏模量约等于剪切模量的 3 倍,或约等于剪切波传播速度 2 次方的 3 倍,即

$$E=3G=3Cs^2 \tag{3}$$

虽然超声评估组织弹性的工作最早可追溯至 20 世纪 70 年代[3]，但是以上两种方法的相关研究却都始于 20 世纪 90 年代[4-6]。根据外部施加机械激励的不同，方法 1 称为静态法，又称为应变弹性成像(SE)；方法 2 称为动态法，又称为剪切波 E 成像(SWE)。

不论是以上哪种方法，通常现有的弹性测量及成像方法都会引入机械激励并监测由此引发的组织反应，依据与组织剪切形变和弹性回复力相关的检测进行生物力学特性的测量和显示。就此而言，各种不同的成像模式都被统一到一个问题：即如何显示出组织之间弹性模量的差别这一重要信息[7]。

用于产生组织形变的力可以有很多种，如在体表进行按压或振动、借助于体内生理运动。也可以通过电子控制超声探头在指定深度或区域产生声辐射力(acoustic radiation force)。但是无论是采用哪种激励力，力在组织内都会发生分散和衰减，其程度与组织特性密切相关。

声辐射力的大小，与声束推动区域的时间平均强度 I 及该部位振幅吸收系数 α 成正比，与声速 c 成反比，并可因该部位超声的反射或散射而增强。如果不考虑反射和散射的存在，声辐射力强度 $F=2\alpha I/c$[8]。其实所有声束都会伴随这样的声辐射力，只不过常规超声诊断应用短脉冲($<2\mu s$)，所产生的声辐射力强度太小，不足以激发可测量的组织位移。为了产生能够检测到的微米级别的组织位移，需要设计发射相对长的脉冲($50\sim1000\mu s$)并使声束聚焦。

另外有几个与超声 E 成像相关的问题需要说明：

(一) 应用超声进行剪切波 E 成像的技术原理

超声是一种纵波，在软组织内的传播速度范围是 1350~1600m/s，而剪切波的传播速度与之相比要慢得多，大约 1~10m/s[9]。与核磁 E 成像相比，这样的速度差使得超声有可能被应用于精确测量剪切形变的传播过程。超声的高分辨率(毫米级别)也有利于检测非常小的组织质点位移。另外，超声图像的斑点类型图像，对于没有确切组织结构可追踪的情况，仍然能够帮助测量组织位移。这些特点都是超声 E 成像之所以在临床应用普及方面较其他影像学方法更为快速的原因之一。

(二) 超声 E 型成像与 B 型灰阶图像的区别

超声波与剪切波传播所依赖组织的特性不同，前者依赖组织的声特性阻抗，后者依赖组织的剪切模量。这就导致两种成像的原理有所区别，即不同种类软组织的剪切模量相对差异可能非常大，最高可达 5 个数量级，而它们的声特性阻抗差异可能并不大。另一个重要区别是超声波可在流体中传播，且其传播速度与声能吸收很大程度上取决于软组织的分子组成，但剪切波不能在非粘性的纯流体中传播，它主要通过连续弹性组织结构来传递。因为超声波散射发生在较大结构水平,但也可以发生在细胞水平,所以不要求结构是连续的。例如,盐溶液中的稀释悬浮细胞会造成超声散射,但不支持剪切形变或剪切波,也就是说剪切波在液体中或摩擦连续中断的组织中不能传播。最后,也是非常重要的一点,不同于超声波传播与散射的情况,大部分软组织的剪切模量随着血管和介质的压力增加而增加。

以上这些基础物理特征奠定了弹性成像呈现病变组织的高度敏感性,一些情况下可显现传统超声成像不能发现的病变。

(三) 杨氏模量 E 与剪切模量 G 的关系

在组织内产生剪切波的一个必要条件是要施加一个动态的力,在局部组织内产生短暂的剪切形变,就会在组织内以剪切波的形式向外传播。经过检测,能够得到剪切波的传播速度 Cs(单位:m/s)。假设剪切波速度不受振源大小和频率的影响,也与组织的位置和方向无关,那么应用剪切波速度 Cs 就能够通过公式(3)推算出杨氏模量 E 或者剪切模量 G,$E=3\rho C_s^2$,而 G=E/3(假设组织是不可压缩的),其中 ρ 是组织的密度,E 和 G 的单位用千帕(kPa)表示。

实际应用中,有些设备支持使用者自行选择显示剪切波速度或者模量,但大部分设备为固定设置、不能自选(通常是由于认证监管原因,如 FDA 等)。

需要说明的一点是,具备剪切波 E 成像的超声设备通常显示杨氏模量 E,而核磁 E 成像(MRE)的相关文献多使用剪切模量 G。读者在阅读文献过程中,需要理解并识别二者的差别,因为两种模量单位相同(kPa),但 E=3G。在发表研究结果时,也需要注明所使用的是哪种模量和相关计算公式。

二、超声弹性成像技术分类和原理

所有与弹性相关的超声成像技术,都是通过超声测量施加激励,组织内部的剪切形变之后进行分析或成像的。表 1-2 参考欧洲超声医学和生物联合会(2013,2017)及世界超声医学和生物联合会(2015)的超声弹性成像指南中的技术分类方法[10-12],对这些技术进行整理和列举。从表格中我们可以看出,施力类型是决定检测方法的重要因素之一(表 1-2 第二列)。如果外力的变化慢于形变传播时间,比如探头加压或者生理运动,就是准静态。应用静态或准静态方式很难获得组织实际所受的应力值,因此无法定量组织的弹性模量,需与周围参照组织或体模对比得到相对对比值。动态激励方式的应用,使组织弹性绝对定量值的测量成为可能。动态激励包括脉冲式和连续式振动,可以在体表以机械方式产生,或者

表1-2 超声弹性相关成像技术一览[10-12]

方法		外力类型	施力方法	所测物理参数	定性/定量	测量/成像方式	商业化生产商	技术图解
位移或应变成像	应变成像（SE）	静态 或 准静态	机械触发：主动施加于体表的外部压力 或 体内生理性压力（心血管或呼吸运动）	应变 或 应变比	定性	取样框内全幅成像，刷新速度与灰阶超声相近	Easote GE Hitachi Aloka Philips Samsung Medison Siemens Toshiba Ultrasonix Mindray Zonare	
	声辐射力成像（ARFI）		声学触发：声辐射力单点单线聚焦	位移	定性	取样框内单帧成像	Siemens	
剪切波速度测量	瞬时弹性成像（TE）	动态	机械触发：施加于体表的脉冲（"敲击"）	剪切波速度	定量	单一测量，取样线上平均值	Echosens	
	单点剪切波测量（pSWE）		声学触发：声辐射力单点单线聚焦	剪切波速度	定量	单一测量，ROI内平均值	Siemes Philips Hitachi-Aloka	

方法	外力类型	施力方法	所测物理参数	定性/定量	测量/成像方式	商业化生产商	技术图解
剪切波速度成像 · 二维剪切波成像（2D-SWE）	动态	声学触发：声辐射力单点单线聚焦，重复多次	剪切波速度	定量	取样框内单帧彩色图像	Siemens	
		声学触发：声辐射力单点多线聚焦，呈"梳状"排列	剪切波速度	定量	取样框内单帧彩色图像，刷新速度为数秒一帧	Toshia Philips Mindray Zonare	
		声学触发：声辐射力多点多线，以"超剪切波速"高速动态聚焦，产生多个马赫圆锥	剪切波速度	定量	取样框内连续彩色图像，刷新速度为每秒多帧	GE SuperSonic Imagine	
三维剪切波成像（3D-SWE）		声学触发：声辐射力多点多线，以超过剪切波速的速度快速动态聚焦，产生多个马赫圆锥	剪切波速度	定量	取样框内连续彩色图像，容积数据可进行重建	SuperSonic Imagine	

利用声辐射力在体内产生。表 1-2 中只列出了脉冲式动态激励,这是因为目前所有应用于临床的超声测量方式都是脉冲式的[13,14],连续式只应用于核磁弹性成像(MRE)。

对于弹性信号采集和处理,各种不同的超声设备基本都是基于组织位移的测量,应用互相关追踪、多普勒或者其他信号检测和处理技术来定量空间位置与时间参数。不同的弹性成像会应用不同的方法处理这些位移数据,进而生成不同的组织硬度量化显示(见表 1-2 第四列),大致可分为三种模式:

(一) 静态应变成像

应变成像早在 20 世纪 70 年代开始出现,由 Ophir 在 1991 年正式提出[4],是最早应用于临床的超声弹性成像方法。利用准静态法如手动 / 探头压迫或心血管 / 呼吸运动等诱发组织形变 / 应变,然后通过测量组织形变 / 应变程度进行成像,显示感兴趣区内应变的分布。

1. 基本原理　如图 1-1 所示,当使用探头沿着声束传播方向对组织施加一个轻微的压力时,通过对比施压前后的回声信号,即可计算出图像各点的位移变化。应变 ε 即单位长

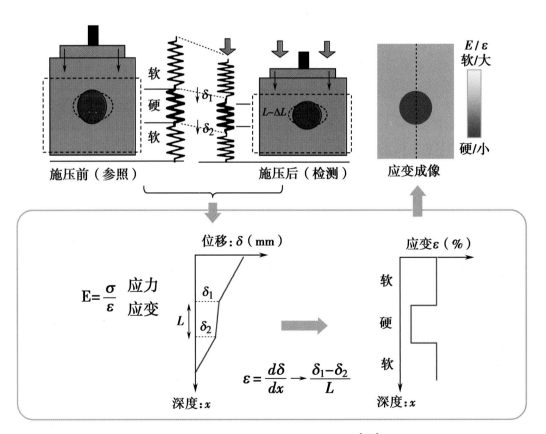

图 1-1　应变成像(SE)技术原理[13]

当延声束发射方向对组织施加一个轻微的压力时,主要的位移会发生在声束传播方向上,组织形变可近似理解为一维弹簧模型;可根据施压前后图像的变化计算出各点的轴向位移 d(z),之后能够计算出应变 ε,最后依据应变大小进行编码成像

度内相邻两点的形变比值。上文中的公式(1)显示,杨氏模量 E 可由应力 σ 和应变 ε 计算得出。但是由于在生物体内很难计算出应力值的分布,所以只能假设其均匀一致(但实际上随深度的变化,应力差异很大)。在这样的假设条件下,杨氏模量与应变成反比,即较硬的组织杨氏模量值更高,但应变 ε 更小。因此应变 ε 可以间接反映组织的相对硬度情况。

不管是利用超声探头手动施压,还是呼吸心跳等人体生理运动均会造成组织移动,应变成像(SE)技术利用射频回波相关追踪或者多普勒处理技术[15,16],计算连续采集的,在施力方向上的组织内部位移变化,再与施力前组织位置进行参考对比,利用移动窗口轴向 - 梯度评估器将轴向位移图像转换成应变图像。

考虑到在体表手动加压这一形式,在浅表组织如乳腺和甲状腺的常规诊断深度内,应变成像是可行的[17,18]。但是对于深部器官如肝脏,应力很难传导到所需深度,所以成像将会受到很大限制。临床中利用心血管搏动或呼吸的压力进行应变成像也是可选的解决方法[19]。

应变是组织硬度的相对指标,会随施压力的变化而改变。如上文所述,基于其公式原理,理论上需要知道应力的分布情况,才能对各组织进行定量对比,而对于活体来说,这几乎是不能实现的,所以应变成像本质上是对感兴趣区施加相同的力引起其内不同组织应变差异的显示,即不同组织对施加力的反应差异的对比显示,是一种定性的方法[20]。因此,应变 E 成像时选择的感兴趣区必须包含足够的非病变组织,而且施加的力大致均匀,才能较客观地反映病变组织的相对硬度。也有一些理论尝试在一些特定假设条件下,使用应变或位移估算弹性模量,但实际应用价值还需观察。基于应变弹性成像的原理,临床常用一些非定量指标,如应变比[21](应变图像上肿瘤大小与灰阶图像大小的比值[22]、肿瘤与脂肪应变的比值)等评估组织硬度的差别(图 1-2)。

2. 应变成像半定量分析方法 基于应变观察结果的弹性分析方法,是解决"反问题"的一个典型例子[23]。在分析应变图的时候,最简单的方法就是假设应力均匀分布且其数值都等于1,这样弹性模量就等于应变的反比。但是在实际操作中很难对组织施加相同的应力,而且很多不同的影响因素使这个假设不成立。所以,当应用病变内应变图像的亮度或者颜色进行评分或测量时,必须考虑到其影响因素。需要关注以下重要内容:

A. 病变与背景组织应变对比评分;

B. 计算应变比这一相对数值;

C. 利用应变分布图进行评分;

D. 考虑病变内应变分布的均匀程度(如直方图分析)。

也就是说,在评价应变相对大小和计算应变比的时候,需要依靠经验挑选与靶目标所受应力尽量接近的背景组织[24,25],通常选取同一深度组织进行对比。而评价应变图像类型

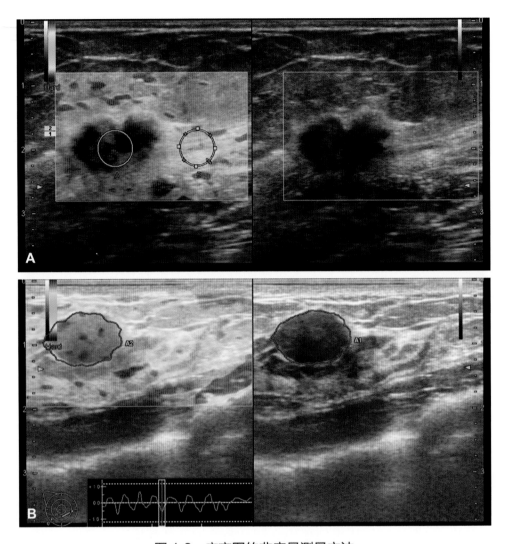

图 1-2　应变图的非定量测量方法

A. 显示应变比的测量方法,要注意的是,必须选取同一深度的周围组织进行对比,或与皮下脂肪进行对比,但必须说明并且保持标准一致;B. 显示 E/B 比值,即弹性图与灰阶图所显示的病灶大小比值

或均匀程度,需要将可能的应变分布考虑在内。这些都是进行半定量分析时比较难的操作步骤。目前的临床操作中,弹性评分是比较常用的分析方法[26]。

3. 应变成像的伪像与影响因素　因为组织内的应力分布并非均匀一致,应变图像对比度(亮度或者颜色)受到除了组织硬度之外的诸多因素影响。例如,探头与皮肤之间的摩擦力会减少应变的产生,而好的润滑作用对应变产生有利;小范围的施压,会导致应力和应变的传导和均匀性受到影响(图 1-3);当较硬的病变处在柔软背景组织中时,会产生"应力集中"(马耳他十字)伪像;光滑大界面可能导致边界组织增强效应。因此,如果应变图上出现明显的异常表现,需要关注是否能在 B 型图像上见到相应的结构,并结合多个切面进行观察。

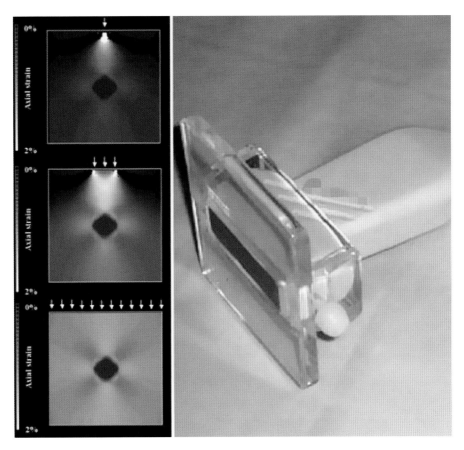

图 1-3　施压范围对应变图像的影响

左上图显示探头中心的局部施压所产生的应变局限于施压区域下方,而且随深度增加快速衰减;应用与成像范围相等甚至更大的加压,有助于产生更为均匀的应变分布(左下图)并达到更佳的穿透深度[27];右图是一种探头接触面延展器[28],能够帮助实现更大范围的均匀加压

　　另外需要注意其他影响应变成像的因素。例如,位于成像平面外的某些结构的硬度影响平面内组织的应变大小;组织之间的光滑界面可能间断性显示出更高的轴向应变,而界面之外呈现不均匀的低应变[29-31];缓慢加压时,液体周围的组织显示出随时间变化而应变减低[32]。除了组织弹性之外,影响应变的因素很多,因此需要谨慎使用技术和科学解读图像,尽量减少影响因素的干扰,才能为临床诊断提供有益信息。与灰阶超声诊断类似,对伪像的正确认知能够帮助我们对组织类型进行判断,如应力集中伪像、光滑界面伪像等,甚至能够利用伪像来提高较硬结构和边界的识别。

　　比较难以识别的混杂因素是,应变成像本质上会降低杨氏模量对比度[33,34],尤其是在比较硬的背景里嵌入一个相对软的结构时,周围的硬壳阻挡了内部产生应有的应变,应变成像因此难以显示内部结构,这种现象被命名为"蛋壳"效应。在临床应用中,由于内部的软质成分并不显示出应有的高应变,所以这种伪像基本上很难被正确识别。更复杂的情况,例如软组织背景中的较硬肿瘤,如果其中心存在软的内容物(如坏死等),即使内部组织回声足够提供应变信号,由于"外壳"的影响,仍然无法测量内部硬度区别而显示成整体硬度增高的图像特征。

4. 临床应用静态应变成像时如何避免混杂因素干扰　以下因素对获得良好应变图像有利:

A. 目标病变尽量靠近探头(<3~4cm);

B. 施加尽量轻微的压力;

C. 尽量选取相对均匀组织;

D. 避免成像区域前方和区域内的解剖平面出现滑动位移;

E. 与组织边界保持一定的距离;

F. 周围没有会减弱剪切应力的结构(如大血管);

G. 使用尽量宽的应力源(施压范围);

H. 理解施加应力的位置与成像位置的对应关系;

I. 尽量减少靶目标数量。

尽管应变成像模式目前是商用仪器上应用最广泛的弹性成像方法,但却是在肝脏上使用最少的方法,从成像原理不难理解其原因。目前,某些仪器的应变成像技术发展趋向于更实用、更敏感:包括利用更高的显示帧频及像素质控法提高实用性;依赖非自主手运动或生理运动来提高敏感性,允许使用更少或不使用触诊即可获得有用的应变图,但是其相关的商用仪器在成像伪像及应用限制方面改善不明显。

(二)声辐射力脉冲应变成像

上文中的静态应变成像,原理是通过位移估算应变。但是其手动的激励方式一致性较低,因而有了声辐射力脉冲(AFRI)这种声能机械性激励的方式。在这种新的激励方式下,依然是通过声速方向的位移来估算形变,所以本质上是应变成像。由于 ARFI 是在组织内部进行小范围局部激励,所以比较适合测量组织深部应变从而进行成像。传统应变成像模式是在体表较大区域内施加压力的"应变",更适合测量形变,因此对于浅表组织的测量则相对稳定。

利用声辐射力聚焦,在一条特定线上产生推力,激励组织产生位移(应变),在此之前及推力之后快速发射声脉冲检测组织回波位置和/或频谱,计算推力线上单个聚焦点及其附近部位的轴向位移;然后再在感兴趣区(ROI)内多个线上重复发射这种脉冲序列,才能完成 ROI 内组织位移的测量并形成应变图像。位移和应变都与组织硬度相关,所以这种成像方法提供的信息与应变成像类似。两者也都受组织几何形态的影响,因而这两种成像方法都不能提供组织弹性模量的定量值,影响因素和伪像识别也基本相似。

(三) 剪切波成像

剪切波成像(SWE)是基于剪切波速度的测量和成像方法,直接测得的物理量都是剪切波速度本身,杨氏模量是由公式(2)转换得来的,其假设条件是介质为密度恒定、均匀、各向同性、不可压缩的材料。但是人体组织不能满足上述假设条件,必然会受到诸多因素的影响。目前关于剪切波成像的商用技术及其特点如下:

1. 瞬时弹性成像(transient elastography,TE) TE 临床应用较早。在肝脏弹性测量方面积累了较成熟的经验,通常在非影像科室使用[35-37]。TE 并不使用传统概念上的超声探头,它的"探头"是一个圆形的 A 型超声换能器,同时还具备一个可控机械振动源("冲击"体表的活塞),以一定的推力对体表施以 50Hz 的低频推动,以此产生瞬时剪切形变,向组织内传播[38]。在这条直线上,利用超声 A 型射频回波信号获得距肝表面 4cm 以内(此范围内,剪切波还未衰减到无法检测)近场区域范围内的一个剪切波平均速度值,屏幕显示如图 1-4 所示的 M 型位移 - 时间示意图,结果为公式(2)计算出的杨氏模量值(单位:kPa)。虽然名称为瞬时弹性成像,但它并不是唯一使用瞬时推力的成像方法,实际上表 1-2 中所有的动态成像方法都使用瞬时推力。

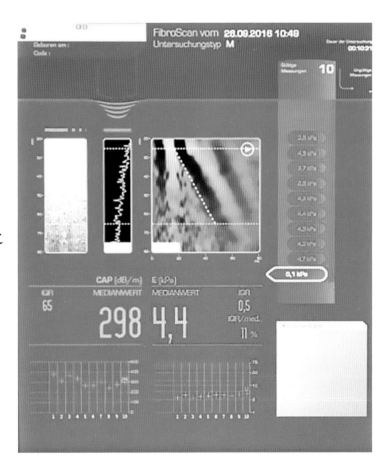

图 1-4 瞬时弹性成像屏幕示意图
屏幕显示单线 A 超图和体表振动激励之后的 M 型位移 - 时间曲线示意图

由于瞬时弹性成像不能显示 B 型灰阶组织解剖结构的超声图像,因此数据测量过程中缺乏二维图像的引导。由于剪切波是横波,在液体内无法传播,所以在体表推动产生剪切波之后,如果遇到腹水则无法向深部组织传播,腹水患者无法测量;肥胖会影响信号的获取,降低检测成功率。另一方面,在肋间产生剪切波时,肋骨的支撑作用可能成为混杂因素之一,因为它改变了探头的预施压大小,而根据人体组织的非线性特征,应力增大则测得的硬度会变高。

2. 单点剪切波成像(point shear wave elastography,pSWE) 在组织内一定深度施以声辐射力,产生的剪切波以沿着聚焦推力脉冲轴向分布的对称圆柱形向外传播,但在聚焦深度水平,剪切波最强(图 1-5)。利用相关追踪或多普勒原理即可测量剪切波导致的组织微小位移。依据 Nightingale 等提出的方法,应用 ARFI 原理产生剪切波[39],再利用相邻的超声束检测从聚焦点出发沿侧向传播到感兴趣区(ROI)的到达时间,即可计算得出 ROI 区域内的平均传播速度。与 TE 技术一样,它提供的是局部剪切波速度(单位:m/s)或者杨氏模量(单位:kPa)的平均值,也不能生成弹性图,因而被称为单点剪切波测量技术。但是它可以利用超声图像引导放置 ROI,相对避免了 TE 的"盲测";另外,由于是在组织内部聚焦产生剪切波,所以相对来说不受腹水的影响。目前主要应用于肝脏剪切波测量。

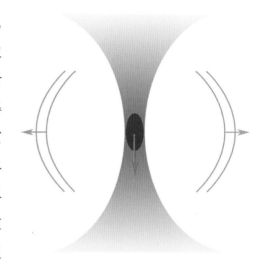

图 1-5 单点聚焦声束产生的声辐射力

3. 多维剪切波 E 成像(2D-SWE,3D-SWE) 以上所述 pSWE 法再扩展,可以想象在更大的 ROI 区域内,多点连续激发 ARFI 聚焦(推力),然后在横向线上检测每一聚焦点激发剪切波的到达时间,可得到此区域内剪切波图像。这样产生的多块小图像可拼凑镶嵌成一幅大的 2D-SWE 图像,以灰阶或彩色编码显示。这幅图像可叠加显示在 B 型灰阶图像上,或者与 B 型图像并列单独显示,其图像透明度和颜色显示标尺(以 kPpa 或 m/s 为标准)均可调节。除了直接观察颜色分布,还可用测量工具进行定量分析,将 ROI 放置在需要的位置,即可获得剪切波速度或杨氏模量的定量统计数据,如均值、标准差、最小及最大值等(因存在测值数据丢失,最小值通常没有意义)。

可以想见,连续进行 ARFI 推动、然后在多个推力点测量是需要一定时间的。有些技术实现这个过程后可创建一次剪切波图像,再经过数秒的探头冷却时间以后,用户发出命令可再次重复此过程。但这种单点转化为多点的聚焦方式产生的剪切波相对微弱,传播距离大约几毫米,如果想要产生足够强的剪切波,就需要更大声强的推动,进而需要增加聚焦处的声功率,但这又会导致探头过热以及声功率的超标[40,41]。这方面,各家之间的区别主要体现在实现方法及取样帧频上。目前大部分厂家如 Siemens、Toshiba 等采用了传统点式 ARFI 推力法,成像方式基本相同。还有 GE 使用"梳状推力"技术同时在几个 ARFI 线上产生推力,因而激发的剪切波从不同推力线出发并越过彼此,系统分析一特定深度上横向位置的到达时间,并利用傅立叶域滤波分离左向及右向传输波进行检测。以上技术都是使用传统(硬件)声束形成器,其实时性和 ROI 取样范围均不理想,应用会受到一定限制,但临床尚可接受。

实时剪切波 E 成像(SuperSonic Imagine,SSI,法国声科)技术利用沿超声声束分布的轴向快速移动的多个推力聚焦点,在 E 成像 ROI 内产生多条推力线,以此法激发产生的剪切波由于利用了马赫圆锥效应(图 1-6)[42,43],所以可以在低于单点静态聚焦法的声辐射力能量下,反而产生更大范围的剪切波,且衰减更慢。每幅图像需由 4~6 个马赫圆锥脉冲激励序列组合完成,具体数量由感兴趣区域大小决定(图 1-7)。该技术在捕捉剪切波时,利用平面波技术和高度平行的接收声束形成技术(软硬件复合声束形成器),不需重复多次 ARFI 推动,就可以在整个感兴趣区范围内的多点同时检测剪切波到达时间,生成实时二维剪切波速度/组织硬度图(图 1-7),最终以红蓝彩色编码的形式与 B 型灰阶图像叠加或并列显示。

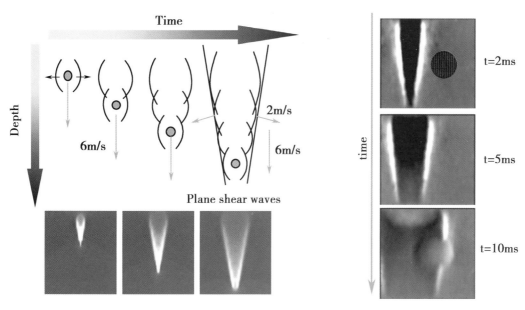

图 1-6 马赫圆锥脉冲推力示意图和超声检测图像[43,44]
左图显示在极短的时间间隔内,以超过剪切波传播速度的高速模式进行多点快速依次聚焦,就会形成向左右两侧传播的大幅波阵面,这就是所谓的马赫圆锥脉冲激励序列;右图示马赫圆锥脉冲激励产生的剪切波,在包含一个较硬内含物(红圈部分)的介质内的传播情况。由于剪切波在较硬的组织内传播更快,因而导致波阵平面发生形变(在 2ms 和 5ms 时显示为直线的波阵面,在 10ms 时出现弧形外凸)

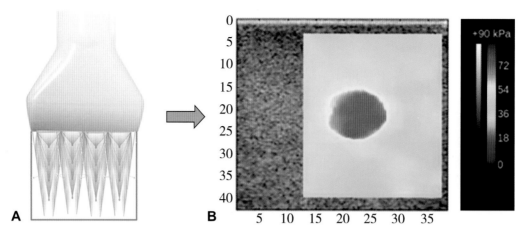

图 1-7　超声 E 成像编码成像原理

A. 显示多个马赫圆锥脉冲激励线,合成一幅 E 超图像,马赫圆锥的数量取决于感兴趣区的大小;B. 最终生成的实时二维剪切波速度 / 组织硬度图,最终以红蓝彩色编码的形式与 B 型灰阶图像叠加或并列显示,量程彩色柱中蓝色表示杨氏模量值较低(软),红色表示杨氏模量值较高(硬)

　　超声剪切波 E 成像的剪切波速度评估质控指标,通常是在图像质量严重下降时采取了合理的手段调整图像显示,例如去除 E 图像上有问题的像素点或将其转为黑色,以使 B 型灰阶图像能正常显示。特别是当信噪比随深度增加而衰退明显时,系统会做出这种调整,这也限制了 E 成像的穿透力。另外还有质控参数、传播图、质控图等其他质量评估方法。ROI 宽度通常可设置到数厘米,超声剪切波 E 成像的可穿透深度可达 8cm 以上,但这会依赖于使用的仪器与探头类型。

　　到目前为止,三维剪切波 E 成像(3D-SWE)定量的延伸受限于三维探头,需内含机械扫描二维传感器序列并具备较高速的采集能力。声科影像(SuperSonic)的设备上具备此特点,可发挥其 E 成像的实时性优势,获取三维 E 成像的图像群,然后进行组织硬度容积重建(图 1-8)。

　　与既往的其他技术相比,剪切波 E 成像模式受操作者主观性的影响比较小。实际操作过程中需要注意的问题主要是软组织具有应力 - 应变的非线性特征,也就是说施加压力会导致局部浅表组织硬度增高,而在体表附近产生压力伪像,所以在进行浅表组织成像时一定要尽可能地减小探头压力,比如尽量多地使用耦合剂。而对于肝脏 E 成像检查来说,由于肋骨的保护,探头压力难以传导到肝脏内,所以推荐选择肋间扫查,此时压力就不是主要影响因素了。

　　可能影响剪切波成像图像质量和信噪比的因素包括:声辐射力的大小,振动的衰减,激励声能量的吸收和反射,超声散射体密度,组织连续性,极高或极低的剪切波速度,剪切波的散射、反射或折射等。因此,虽然剪切波在纯非粘性液体中不传播,也就是说 E 图像上应该显示无信号(黑色),但 B 型图像上回声信号缺失并不一定伴有 E 成像的信号缺失,应该

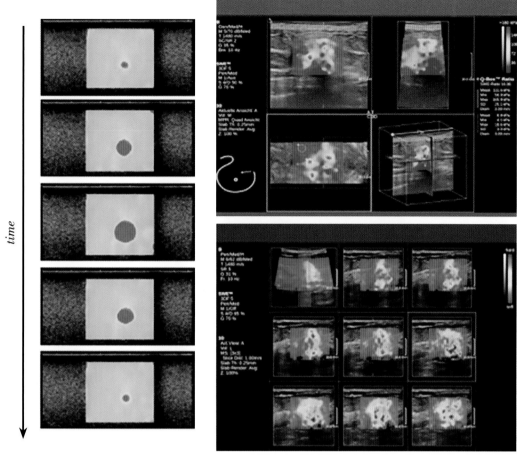

图 1-8 实时剪切波 E 成像模式与三维剪切波 E 成像图
左图显示实时超声 E 成像模式下,球形硬质"病变"的一组动态视频截取图像;利用这样的实时采集能力,即可通过二维 E 成像实时采集的容积数据进行三维 E 成像图重建(右图示乳腺癌的三维 E 成像重建图像)

注意部分容积效应可能导致部分囊性结构内有信号出现,或者类似的背景组织可能对剪切波测值产生一定影响,多见于小结构(囊性或是实性均可)。另外,大界面或板层样结构的出现也可能导致公式(2)的假设条件发生变化。以上这些物理声学现象,临床应用剪切波 E 成像时,需综合考虑。总体来说,由于检测波本质是超声波,所以对超声成像影响的因素都可能导致超声弹性成像出现伪像。

4. 应变弹性成像与剪切波 E 成像之间的关系 应变成像和剪切波 E 成像所提供的信息,都是与组织硬度相关的。因此,如果不考虑伪像和影响因素,理论上讲这些技术所提供的信息应该是相近的。总体来说,在理想化的情况下,应变成像的空间分辨率应该相对高一些,而剪切波 E 成像的对比度更好。但是,当各种不同的技术应用了不同的假设条件进行公式简化之后,成像和测量结果就可能出现很大的差异,因此尽量使用科学的成像方法并排除影响因素干扰,是临床诊断中必须要注意的问题。

另外,由于组织非线性这一物理特性,使得多余的探头压力在一些病理条件下会降低弹性对比度、增加剪切波速度。因此,无论对于应变图还是剪切波 E 成像,尽量减少探头对浅表组织的压力,都会帮助医生得到可重复性最好的图像。以乳腺为例,通常 3cm 的检查深度内,探头加压幅度要控制在 1% 或 0.3mm 之内。病变周围如果是不均匀组织,也会影响应变图像的分布而产生伪像。

三、不同技术的可检测深度

应变成像(SE)技术依赖准静态体表组织形变而并非内在生理运动时,探头施压区域大小和均匀度的局限性,会造成组织应变随深度增加而快速衰减。因此,尽管有少量研究利用探头拓展器试图增加有效应变信息的深度,应变成像技术的临床实际应用目前仍局限于表浅区域。

剪切波 E 成像利用聚焦声波的动态激励使组织形变,产生剪切波。如同超声波,剪切波在组织内的衰减随频率升高而增大。但是,剪切波的衰减系数远大于声波,约为相同频率超声波的 1014 倍[44]。因此,E 成像中必须使用低频振动推力产生剪切波。当使用体表机械波源产生剪切波时(例如 TE 技术),为了能够达到靶目标组织(例如肝脏),剪切波需要穿透数个厘米,这就需要使用数十赫兹的推动频率。而当使用 ARFI 聚焦来产生剪切波时,剪切波不需要从体表传导到感兴趣区深度,因而可以使用更高频率的剪切波(数百赫兹),此时剪切波 E 成像的探测深度明显高于 TE 技术,因为它实质上取决于产生剪切波的超声声束的穿透性(主要是激发波声束的频率),而不是剪切波频率大小。

四、不同剪切波成像技术间测量结果的可比性

如前所示,超声剪切波测值会随一些仪器系统因素而有一定差异,如剪切波震动频率以及探头频带宽。另外使用软件也可能导致测量误差,比如剪切波到达时间及速度的计算方法。因此,尽管有报道试图研究实验及系统变量的关系和矫正方法,但是目前还没有确切研究能够提取目标人群中的全部影响因素并校正不同设备间的误差。因此,已知的适用于某种特定设备的硬度临床应用阈值不适用于其他设备。本指南的临床指导意见和阈值信息是以超声弹性 E 成像设备(SuperSonic Imagine,SSI,法国声科)的多项大样本多中心研究数据为基础。

五、超声E成像显示模式

超声E成像图像半透明覆盖在B型灰阶图像上的显示方式,能更好地辅助临床医生分析超声解剖结构与组织硬度信息的空间分布关系。而当需要评价E成像图像细节、对比度和硬度时,更推荐使用不透明的E图像与灰阶图像并列显示,这样可以避免二者图像细节和亮度的相互干扰(图1-9)。

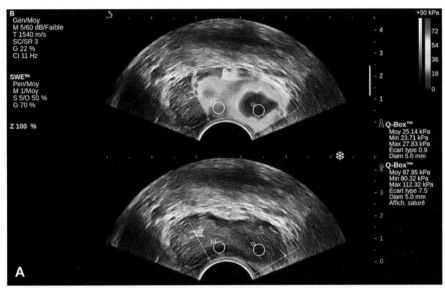

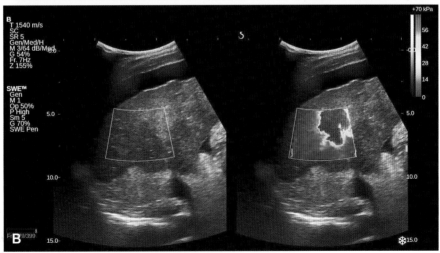

图1-9 超声E成像的显示模式

A.应用腔内探头进行前列腺E成像检查,E图像半透明覆盖在B型灰阶图像,透明度可根据操作者需要来调节,以更好地识别超声解剖结构与组织硬度的空间分布关系,图示前列腺癌;B.肝脏E成像检查,不透明的E图像与灰阶图像并列显示,二者实时对照,可以避免二者图像细节和亮度的相互干扰,更便于评价E成像图像细节、对比度和硬度时,图示肝硬化伴腹水、原发性肝癌

可选择使用灰阶或者彩色编码方式显示组织硬度图像,单纯增加亮度的单色显示方式更有利于观察弹性分布细节信息。应用彩色编码则能够更好地显示硬度和对比度变化,目前较常用的编码模式是蓝 - 红(中间过渡黄、绿色)。但目前各厂家的编码方式不尽相同,对红、蓝代表软或者硬以及彩色柱的上端表示软或者硬这类显示内容,还没有标准化的规范。同时也要注意,编码中建议不要将最低的杨氏模量值显示为黑色,这样容易与低信噪比(图像质量差)的黑色图像混淆。此外,晚近 Toshiba 公司采用剪切波传播的波面到达时间等时线模式显示其在组织内的传播速度,称为传布图,用以显示组织硬度及其分布。

六、操作者培训建议(视频 1~3)

视频 1	E 超基础操作规范演示(一)	视频1

视频 2	E 超基础操作规范演示(二)	视频2

视频 3	E 超基础操作规范演示(三)	视频3

基于以上成像原理和影响因素描述可以理解,与传统超声成像一样,超声 E 成像的临床应用同样需要高质量的培训和标准化、规范化的临床操作指导[45]。为了保证获得临床可接受的操作者间检查结果的一致性,建议操作医师需具备成熟的常规超声操作经验,如果能够接受特定的超声 E 成像理论和操作培训则更为理想[46]。目前已有瞬时弹性成像(TE)[47,48]和超声 E 成像[49,50]的学习曲线经验。有研究显示,应用瞬时弹性成像(TE)进行肝脏硬度检查时,如果操作者经验少于 500 例,得到不可靠数据结果的可能性会升高2.6 倍[51,52]。大于 500 例的检查经验,才能成为有经验的 TE 检查者。对于超声 E 成像来说,具备一定的传统超声操作经验,对于组织硬度测量,尤其是肥胖等困难病人的检查非常

必要[53]。有研究结果推荐将 >300 例常规彩超检查,或者 >50 例超声 E 成像检查经验作为 E 成像的操作者培训标准[54]。

另外的一个主要问题:谁应该被允许进行超声 E 成像操作和数据采集? 目前并未有已发布的确切研究结果。如果要培训非临床医生进行操作,务必注意坚持报告的标准化和规范化。影像科医生则需要了解患者的临床基础信息。当然,以上的关键基础是诊断医师已获得适当的医疗资格和培训。同时,本指南建议:操作超声 E 成像的医生需要对相关基础原理、技术要求、图像识别、临床诊断等有详细了解和科学的认识。

七、安全性因素

准静态应变成像和基于体表动态激励的瞬时弹性成像,与传统超声的安全性因素基本相同。基于声辐射力的剪切波 E 成像方式,其温度指数(TI)较 B 型灰阶超声略高,但仍然在 AIUM 安全范围限制之内,基本与多普勒模式的 TI 指数大小相当,因此除特殊敏感的组织,如眼睛和胎儿(二者须遵循 ALARA 最低剂量原则进行临床诊断操作)之外,无需额外考虑剂量问题[55-57]。

八、结　论

组织弹性测量具备很多优势,如无创性、实时性、易操作性、而且为诊断提供了全新角度的组织硬度物理参数信息,因此为提高超声诊断的临床价值提供了新的机遇。目前这类技术已实现商业化生产,从一定程度上证实了超声 E 成像的临床实用性。另一方面,它也具备技术发展和临床应用的发展潜力,包括定量图像范围的延展、三维测量的进一步开发和支持临床治疗等方向。

当然,超声 E 成像的高效利用,需要操作医生更好地理解物理原理和技术方法,这在一定程度上提高了临床使用的技术复杂性。但是这种复杂性同时带来了研究领域的巨大机遇。因此,超声 E 成像是有可能超越现有的传统超声技术而得到更大的发展。

可以预期,超声 E 成像在未来还会更多地参与到临床诊断和治疗中来,有望成为与彩色多普勒超声模式同等地位的全新超声成像模式。

参考文献 ━━ -

［ 1 ］ Krouskop TA , Wheeler TM , Kallel F , et al. The elastic moduli of breast and prostate tissues under compression. Ultrason Imaging. 1998；20(4)：260-74.

［ 2 ］ Samani A , Zubovits J , Plewes D. Elastic moduli of normal and pathological human breast tissues：an inversion-technique-based investigation of 169 samples. Phys Med Biol,2007,52：1565-1576.

［ 3 ］ Bamber JC. Ultrasound elasticity imaging：definition and technology. Eur Radio,1999,9：S327-S330.

［ 4 ］ Ophir J , Cespedes I , Ponnekanti H , et al. Elastography：a quantitative method for imaging the elasticity of biological tissues. Ultrason Imaging,1991,13：111-134.

［ 5 ］ Parker KJ , Doyley MM , Rubens DJ. Imaging the elastic properties of tissue：the 20 years perspective. Phys Med Biol,2011,56：R1-R29.

［ 6 ］ Parker KJ , Huang SR , Musulin RA. Tissue response to mechanical vibrations for sonoelasticity imaging. Ultrasound Med Biol,1990,16：241-246.

［ 7 ］ Bamber J , Cosgrove D , Dietrich CF , et al. EFSUMB guidelines and recommendations on the clinical use of ultrasound elastography. Part 1：Basic principles and technology. Ultraschall Med,2013,34：169-184.

［ 8 ］ Sarvazyan AP , Rudenko OV , Nyborg WL. Biomedical applications of radiation force of ultrasound：historical roots and physical basis. Ultrasound Med Biol,2010,36：1379-1394.

［ 9 ］ Sarvazyan AP , Rudenko OV , Swanson SD et al. Shear wave elasticity imaging：a new ultrasonic technology of medical diagnostics. Ultrasound Med Biol,1998,24：1419-1435.

［ 10 ］ Bamber J , Cosgrove D , Dietrich CF , et al. EFSUMB Guidelines and Recommendations on the Clinical Use of Ultrasound Elastography. Part 1：Basic Principles and Technology. Ultraschall Med,2013,34：169-184.

［ 11 ］ Dietrich CF , Bamber J , Berzigotti A , et al. EFSUMB Guidelines and Recommendations on the Clinical Use of Liver Ultrasound Elastography,Update 2017. Ultraschall Med,2017,38(4)：e16-e47.

［ 12 ］ Tsuyoshi S , Kathryn R , Nightngale F , et al. WFUMB Guidelines and Recommendations for Clinical Use of Ultrasound Elastography：Part 1：Basic Principles and Terminology. Ultrasound Med Biol,2015,41：1126-1147.

［ 13 ］ Urban MW , Chen S , Greenleaf J. Harmonic motion detection in a vibrating scattering medium. IEEE Trans Ultrason Ferroelectr Freq Control,2008,55：1956-1974.

［ 14 ］ Montagnon E , Hadj-Henni A , Schmitt C , et al. Rheological assessment of a polymeric spherical structure using a three-dimensional shear wave scattering model in dynamic spectroscopy elastography. IEEE Trans Ultrason Ferroelectr Freq Control,2014,61：277-287.

［ 15 ］ Bamber JC , Bush NL. Freehand elasticity imaging using speckle decorrelation rate. Acoust Imaging,1996,22：285-292.

［ 16 ］ Varghese T , Ophir J. A theoretical framework for performance characterization of elastography：the strain filter. IEEE Trans Ultrason Ferroelectr Freq Control,1997,44：164-172.

［ 17 ］ Hall TJ , Zhu YN , Spalding CS. In vivo real-time freehand palpation imaging. Ultrasound Med Biol,2003,

29:427-435.

[18] Itoh A,Ueno E,Tohno E,et al. Breast disease:clinical application of US elastography for diagnosis. Radiology,2006,239:341-350.

[19] Morikawa H,Fukuda K,Kobayashi S,et al. Real-time tissue elastography as a tool for the noninvasive assessment of liver stiffness in patients with chronic hepatitis C. J Gastroenterol,2011,46:350-358.

[20] Barbone PE,Gokhale NH. Elastic modulus imaging:on the uniqueness and nonuniqueness of the elastography inverse problem in two dimensions. Inverse Probl,2004,20:283-296.

[21] Ueno E,Umemoto T,Bando H,et al. New quantitative method in breast elastography:fat lesion ratio(FLR). // Proceedings of the Radiological Society of North America Scientific Assembly and Annual Meeting. Oak Brook,IL:Radiological Society of North America,2007:697(abstract).

[22] Garra BS,Cespedes EI,Ophir J,et al. Elastography of breast lesions:initial clinical results. Radiology, 1997,202:79-86.

[23] Doyley MM. Model-based elastography:a survey of approaches to the inverse elasticity problem. Phys Med Biol,2012,57:R35-R73.

[24] Havre RF,Elde E,Gilja OH,et al. Freehand real-time elastography:impact of scanning parameters on image quality and in vitro intra- and interobserver validations. Ultrasound Med Biol,2008,34:1638-1650.

[25] Havre RF,Waage JR,Gilja OH,et al. Real-time elastography:strain ratio measurements are influenced by the position of the reference area. Ultraschall Med,2012,33:559-568.

[26] Itoh A,Ueno E,Tohno E. Breast disease:clinical application of US elastography for diagnosis. Radiology, 2006,239:341-350.

[27] Kolen AF. Elasticity imaging for monitoring thermal ablation therapy in liver. // PhD Thesis:University of London;2003.

[28] Doyley MM,Bamber JC,Fuechsel F,et al. A freehand elastographic imaging approach for clinical breast imaging:system development and performance evaluation. Ultrasound Med Biol,2001,27:1347-1357.

[29] Thitaikumar A,Ophir J. Effect of lesion boundary conditions on axial strain elastograms:a parametric study. Ultrasound Med Biol,2007,33:1463-1467.

[30] Chakraborty A,Bamber JC,Dorward NL. Slip elastography:a novel method for visualising and characterizing adherence between two surfaces in contact. Ultrasonics,2012,52:364-376.

[31] Garcia L,Fromageau J,Bamber J,et al. Further characterisation of changes in axial strain elastograms due to the presence of slippery tumor boundaries part 1:simulation study. In:Proceedings of the Ninth International Conference on the Ultrasonic Measurement and Imaging of Tissue Elasticity. Snowbird,Utah, USA:www.elasticityconference. org/prior_conf/2010/2010conf.htm,2010,114.

[32] Garcia L,Fromageau J,Bamber J,et al. Further characterisation of changes in axial strain elastograms due to the presence of slippery tumor boundaries part 2:experimental verification. In:Proceedings of the Ninth International Conference on the Ultrasonic Measurement and Imaging of Tissue Elasticity. Snowbird,Utah, USA:International Tissue Elasticity Conference;www.elasticityconference.org/prior_conf/ 2010/2010conf. htm,2010,115.

[33] Ophir J,Alam SK,Garra BS,et al. Elastography:imaging the elastic properties of soft tissues with

ultrasound. J Med Ultrasonics,2003,29:155-171.

[34] Ponnekanti H,Ophir J,Huang Y,et al. Fundamental mechanical limitations on the visualization of elasticity contrast in elastography. Ultrasound Med Biol,1995,21:533-543.

[35] Castera L,Vergniol J,Foucher J,et al. Prospective comparison of transient elastography,Fibrotest,APRI, and liver biopsy for the assessment of fibrosis in chronic hepatitis C. Gastroenterology,2005,128:343-350.

[36] Foucher J,Chanteloup E,Vergniol J,et al. Diagnosis of cirrhosis by transient elastography (FibroScan):a prospective study. Gut,2006,55:403-408.

[37] Rockey DC. Noninvasive assessment of liver fibrosis and portal hypertension with transient elastography. Gastroenterology,2008,134:8-14.

[38] Sandrin L,Fourquet B,Hasquenoph JM,et al. Transient elastography:a new noninvasive method for assessment of hepatic fibrosis. Ultrasound Med. Biol,2003,29:1705-1713.

[39] Nightingale K,Palmeri M,Trahey G. Analysis of contrast in images generated with transient acoustic radiation force. Ultrasound Med Biol,2006,32:61-72.

[40] IEC 60601-2-37:2001+Amendment 1:2004 + Amendment2:2005:Medical electrical equipment - Part 2-37:Particular requirements for the safety of ultrasonic medical diagnostic and monitoring equipment.

[41] Nightingale KR,Soo MS,Nightingale RW,et al. Acoustic radiation force impulse imaging:in vivo demonstration of clinical feasibility. Ultrasound Med Biol,2002,28(2):227-235.

[42] Bercoff J,Tanter M,Fink M. Sonic boom in soft materials:The elastic Cerenkov effect. Appl Phys Lett, 2004,84(12):2202-2204.

[43] Bercoff J,Tanter M,Fink M. Supersonic Shear Imaging:A New Technique for Soft Tissue Elasticity Mappin. IEEE Trans Ultrason Ferroelectr Freq Control,2004,51(4):396-409.

[44] Madsen EL,Sathoff HJ,Zagzebski JA. Ultrasonic shear wave properties of soft tissues and tissuelike materials. J Acoust Soc Am,1983,74:1346-1355.

[45] EFSUMB EaPSC. Minimum Training recommendations for the practice of medical ultrasound. Ultraschall Der Medizin,2006,27:79-105.

[46] Fabrellas N,Alemany M,Urquizu M,et al. Using transient elastography to detect chronic liver diseases in a primary care nurse consultancy. Nurs Res,2013,62:450-454.

[47] Boursier J,Konate A,Guilluy M,et al. Learning curve and interobserver reproducibility evaluation of liver stiffness measurement by transient elastography. Eur J Gastroenterol Hepatol,2008,20:693-701.

[48] Armstrong MJ,Corbett C,Hodson J,et al. Operator training requirements and diagnostic accuracy of Fibroscan in routine clinical practice. Postgrad Med J,2013,89:685-692.

[49] Tatar IG,Kurt A,Yilmaz KB,et al. The learning curve of real time elastosonography:a preliminary study conducted for the assessment of malignancy risk in thyroid nodules. Med Ultrason,2013,15:278-284.

[50] Boursier J,Isselin G,Fouchard-Hubert I et al. Acoustic radiation force impulse:a new ultrasonographic technology for the widespread noninvasive diagnosis of liver fibrosis. Eur J Gastroenterol Hepatol,2010, 22:1074-1084.

[51] Castera L,Foucher J,Bernard PH,et al. Pitfalls of liver stiffness measurement:a 5-year prospective study of 13369 examinations. Hepatology,2010,51:828-835.

［52］Pang JX，Pradhan F，Zimmer S，et al. The feasibility and reliability of transient elastography using Fibroscan（R）：a practice audit of 2335 examinations. Can J Gastroenterol Hepatol，2014，28：143-149.

［53］Gradinaru-Tascau O，Sporea I，Bota S，et al. Does experience play a role in the ability to perform liver stiffness measurements by means of supersonic shear imaging（SSI）？ Med Ultrason，2013，15：180-183.

［54］Ferraioli G，Tinelli C，Zicchetti M，et al. Reproducibility of real-time shear wave elastography in the evaluation of liver elasticity. Eur J Radiol，2012，81：3102-3106.

［55］Yoneda M，Yoneda M，Mawatari H，et al. Noninvasive assessment of liver fibrosis by measurement of stiffness in patients with nonalcoholic fatty liver disease（NAFLD）. Dig Liver Dis，2008，40：371-378.

［56］Wong VW，Vergniol J，Wong GL，et al. Diagnosis of fibrosis and cirrhosis using liver stiffness measurement in nonalcoholic fatty liver disease. Hepatology，2010，51：454-462.

［57］Thiele M，Detlefsen S，Sevelsted Moller L，et al. Transient and 2-Dimensional Shear-Wave Elastography Provide Comparable Assessment of Alcoholic Liver Fibrosis and Cirrhosis. Gastroenterology，2016，150：123-133.

超声 E 成像
临床应用指南

Chinese Guidelines and Recommendations
on the Clinical Use of Ultrasound Elastography

2

超声弹性成像背后的力学原理 | 第二章

超声弹性成像（elastography）可对生物组织的力学特性进行非介入性表征[1,2]，弹性成像背后的基本思想类似于传统的触诊，不同之处在于其立足于现代医学影像技术的进步和多学科交叉，追求尽可能准确地表征生物组织对应力激励的响应特征。从1991年Ophir等[2]人发表有关静态弹性成像的经典工作至今，弹性成像技术无论在方法发展还是临床应用方面都受到了广泛关注并取得了长足进步[3-11]。由于超声弹性成像涉及声学、力学、材料学等多学科理论及其异常错综复杂的相互影响因素，因此，了解其成像的物理学基础对超声医生如何规避和减少伪像、获取客观真实反映人体组织弹性特征的高品质图像，并对图像进行正确合理的解读至关重要。本节简要介绍弹性成像的关键步骤，以及静态弹性成像和动态弹性成像涉及的一些力学原理。

一、概　述

（一）超声弹性成像技术包括的主要步骤

图2-1概况了弹性成像技术的主要步骤：①对目标软组织施加外部的或内在的力激励；②采用医学成像技术（如超声成像、磁共振成像等），检测软组织对于激励的响应，包括变形信息或弹性波传播信息等；③基于相关的力学反分析，根据测得的软组织响应反演出软组织的相关力学性质，如弹性、超弹性、多孔弹性、粘弹性特性等；④临床研究结果表明，组织病变（例如，心血管疾病、肝脏病变和肿瘤的发生）通常会导致生物组织的力学特性发生改变[12-23]。因此通过弹性成像方法测量生物软组织的力学特性对某些重大疾病的诊断、进展监控以及相关药物的疗效评价都具有重要意义。

由图2-1所显示的弹性成像过程可以看出，连续介质力学的一个最基本假设是"连续介质假设"，即认为真实的流体和固体可以近似看作连续的、充满其所占有的全空间的介质组成。这一假设忽略物质的具体微观结构，为把具体的物理问题变成数学问题，即数学模型的建立提供了便利。在第1步激励的施加和第3步力学性质的反演过程中都扮演着关键角色。首先，利用固体力学的相关理论分析生物软组织对激励的响应，可以指导激励的设计或选取。例如，由Ophir等学者提出的准静态弹性成像技术[2,24-28]，在测量过程中一般需要对软组织施加准静态激励。根据连续介质力学理论，在准静态载荷作用下组织内部较软的部分可能会比较硬的部分发生更大的变形。因此用医学成像方法测量软组织的变形情况可以帮助区分具有不同弹性模量的软组织。而动态弹性成像技术的核心思想是在软组织内部激发

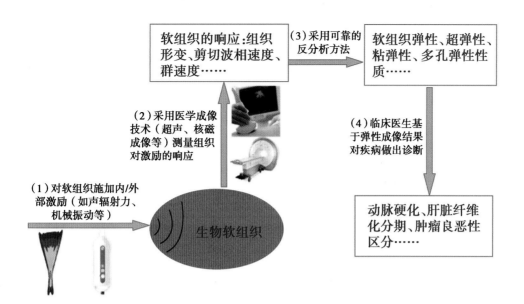

图 2-1 弹性成像技术过程示意图

出弹性波[29-34]，根据连续介质力学中有关弹性波在固体中传播的理论知识[35-39]，可以通过测量得到的弹性波信息（如剪切波波速）计算出组织的力学特性参数。

（二）超声弹性成像技术涉及的弹性参数

尽管理论上用超声弹性成像可以反演诸多弹性特性参数，但目前在临床获得应用的分析方法中，主要集中在弹性模量或初始剪切模量的测量上。弹性模量又称杨氏模量，以纪念托马斯·杨对提出这一力学重要参数的贡献。弹性模量概念可以追溯到的 18 世纪初期，1705 年，雅克比·柏努利（瑞士数学与力学家）在他生平的最后一篇论文中指出，要正确描述材料纤维在拉伸下的变形，就必须给出单位面积的作用力，即应力，与单位长度的伸长，即应变，之间的函数关系。1727 年，莱奥哈尔德·欧拉（瑞士数学与力学家，雅克比的弟弟约翰那·柏努利的学生）给出了应力、应变之间的线性关系（参见杨卫著《弹性力学讲义》）。

1807 年，托马斯·杨发展完善了弹性模量的概念，因此现在通常称小变形情况下应力和应变之间的线性比例系数 E 为杨氏模量。以简单拉伸为例，图 2-2 示意了杨氏模量的定义。对传统

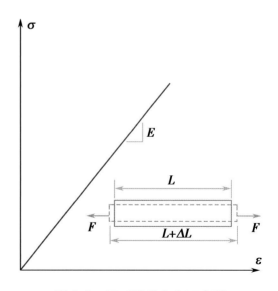

图 2-2 杨氏模量定义示意图

一个长度为 L，横截面积为 A 的杆件受到拉力 F 作用，其伸长量为 ΔL，名义应力定义为 $\sigma = \dfrac{F}{A}$，正应变定义为 $\varepsilon = \dfrac{\Delta L}{L}$。单向拉伸，小变形情况下应力应变关系为 $\sigma = E\varepsilon$，其中 E 为弹性模量

工程材料而言,拉伸、压缩实验经常被用来测量杨氏模量。对软材料而言,由于试样加工和夹持等困难,拉伸和压缩实验很多情况下很难开展,因此其他实验方法,如压痕实验、吸管实验等可以测量软材料,包括软组织的杨氏模量。

二、静态弹性成像技术的基本思想及其局限性

在基于超声弹性成像的力学反演过程中,根据生物软组织对激励的响应反演出组织的力学特性参数是典型的弹性力学反问题。静态弹性成像的原理可由图 2-3 弹性体受简单压缩来示意。而在实际软组织准静态弹性成像中,目标组织的变形由激励载荷大小、边界条件以及软组织的力学性质和几何形状综合决定,远比图 2-3 示意的要复杂得多;因此通过求解准静态弹性成像中的弹性力学反问题定量获取软组织的弹性性质比动态弹性成像更有挑战性。换言之,利用准静态弹性成像方法定量确定软组织的力学特性理论上非常困难[40-43],因此,准静态弹性成像一般被认为是一种定性的弹性成像方法。相比较而言,近年来动态弹性成像特别是剪切波弹性成像,作为一种定量表征方法受到了越来越多的关注,也是本章关注的重点。本章简要介绍超声弹性成像背后的力学原理,需要指出的是这些相关力学理论也可用于分析核磁弹性成像等其他弹性成像技术。

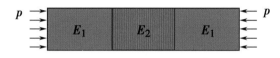

图 2-3 静态弹性成像原理示意图

两端受到均布压力的弹性体,其中部位置的弹性模量为 E_2,两侧材料的弹性模量为 E_1;该杆件横截面上的压应力处处相等,大小均为 $\sigma=p$;两侧位置和中间部分的应变分别为 $\varepsilon_1=\dfrac{\sigma}{E_1}$,$\varepsilon_2=\dfrac{\sigma}{E_2}$;当 $E_1\neq E_2$ 时,$\varepsilon_1\neq\varepsilon_2$;因此,通过静态弹性成像方法测得载荷作用下软组织的应变,可间接判断材料不同部位模量的差异

三、剪切波成像的基础原理和局限性

(一) 各向同性软组织剪切波成像

目前,具有动态超声弹性成像功能的仪器大多使用了一个固体力学领域熟知的有关剪切波在无限大线弹性固体中传播的公式:

$$\mu_0 = \rho c^2 \qquad\qquad (1)$$

该公式描述了软组织的初始剪切模量 μ_0、剪切波速 c 与组织密度 ρ 之间的简洁关系。这个在力学领域具有 100 多年历史的经典公式,因为超声弹性成像技术的出现和发展也被临床医生们广泛接受并使用。当假设软组织为不可压缩材料时,$E=3\mu_0$,从公式(1)可得:

$$E = 3\rho c^2 \qquad\qquad (2)$$

这里 E 是上面提及的弹性模量。考虑到软组织的多样性和结构复杂性,公式(1)和(2)在临床应用方面的局限性值得关注。

首先,这两个公式仅适用于各向同性软组织,严格意义上说,软组织具有不同程度各向异性特征,但是有些软组织,如脂肪和肝脏等可近似认为是各向同性的。而骨骼肌,心脏和肾脏等软组织各向异性特征很明显。其次,公式(1)和(2)推导过程中假设弹性体为无限大,即要求软组织的尺寸要远大于剪切波的波长。因此,当这两个公式用于表征肿瘤、动脉斑块等软组织时往往不满足上面这个假设,而导致计算得到的组织弹性模量具有很大误差。另外,公式(1)和(2)在推导过程中假设弹性体中没有初应力和初始变形,但是一些软组织在体情况下是有残余应力的,如血管和心脏,另一方面,在一些浅表组织检测过程中,由于探头和软组织的接触会导致变形,也会导致推导公式(1)和(2)所需要的无初应力和初始变形假设得不到满足,而出现较大的测量误差。考虑到公式(1)和(2)在具体临床应用中面临的诸多挑战,近年来基于连续介质力学框架,相继发展了一些新的动态弹性成像分析方法。

(二)软组织初始形变对剪切波成像结果的影响

图 2-4 显示了由声辐射力诱发形成的剪切波在有变形的不可压软组织中传播的情况。其中图 2-4A 表明,在检测过程中,探头与生物软组织的接触会导致组织产生有限变形。而图 2-4B 说明在声辐射力的激发下,组织内部可形成拟平面波。

在声科影像(SuperSonic)的 SSI 技术中[30],剪切波源以超声速沿深度方向移动,激励的移动速度远大于所引发的剪切波的传播速度。理论上,被激发形成的剪切波将相互干涉并在深度方向形成类似"马赫锥"的向左右两边传播的剪切波阵面。这里马赫角大小由剪切波速和激励源传播速度之间的比值决定,由于激励源传播速度远大于剪切波速度,因此马赫锥角非常小,从而会形成如图 2-4B 所示的分别向左右两边传播的拟平面波。利用超快成像技术,可以测量得到该剪切波在不同区域的波速云图(图 2-4C)。本章将根据剪切波在有变形的超弹性固体材料中传播的相关理论,给出剪切波速与软组织力学特性和变形之间的关系。由于篇幅所限,详细的推导细节将略去,有兴趣的读者可以参阅相关文献[44]。这里只给出关键结果。

Jiang 等[44]的理论分析给出如下剪切波波速和软组织密度,初始剪切模量,软组织的超

弹性参数 b 和软组织变形之间的关系：

$$\rho c^2 = \mu_0 \lambda^{-2\xi} e^{b(\lambda^2 + \lambda^{-2\xi} + \lambda^{-2(1-\xi)} - 3)} \tag{3}$$

b 是 Demiray-Fung 本构模型中描述软组织硬化的超弹性参数，该本构的应变能密度函数为：

$$W = \frac{\mu_0}{2b}\left(e^{b(I_1-3)} - 1\right) \tag{4}$$

公式(3)中 λ 和 ξ 是表征组织形变的参数。可以看出，对于剪切波在无变形的固体中传播，即 $\lambda=1$ 时，公式(3)退化为经典弹性力学解，即公式(1)。根据目标组织中四个参考点的位移情况可确定参数 λ 和 ξ（图2-4D）。在实际测量中，首先选择目标检测区域内的四个参考点（图2-4D），分别记为 A、B、C 和 D。在利用探头对目标软组织进行压缩加载之后，参考点的位置将发生变化，并分别记为 A'、B'、C' 和 D'。利用超声检测得到的图像，可以分别测量出参考点 A、B 和参考点 C、D 间的距离，表示为 l_{AB} 和 l_{CD}。也可以在变形后的超声图像中分别测量出 A'、B' 和 C'、D' 之间的距离，表示为 $l_{A'B'}$ 和 $l_{C'D'}$。根据 $\lambda = l_{A'B'}/l_{AB}$，计算出 λ 的值；进一步利用 $\lambda_2 = l_{C'D'}/l_{CD}$ 以及上述 λ，基于定义 $\lambda_2 = \lambda^{-\xi}$，计算出 ξ 的值。

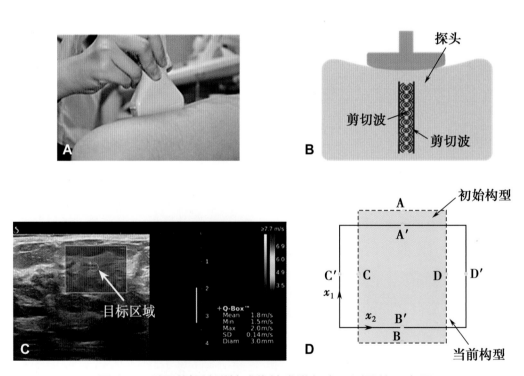

图2-4 利用剪切波弹性成像技术进行实际测量的示意图

A. 探头和软组织接触易导致组织发生有限变形；B. 声辐射力在变形的软组织内部激发出的剪切波示意图；C. 利用具有超声弹性成像功能的仪器可以对目标区域的波速进行测量；D. 目标区域变形状态的示意图，基于当前构型和初始构型可以定量评价目标区域的变形，如线元长度比

分析表明,在 $0.1 \leqslant \xi \leqslant 0.8$ 范围内,ξ 对波速的影响不显著。因此,在变形不大的情况下,计算过程中可以将 ξ 取为固定常数,如取 $\xi=0.6$,以方便实际测量。从正问题的角度看,公式(3)可用于定量分析变形对剪切波波速的影响,从而可以指导临床操作;从反问题角度出发,基于公式(3)可以反演软组织的超弹性参数 b。例如,利用公式(3),可以在体表征乳腺腺体的非线性弹性参数 b(图 2-5,图 2-6)。

利用弹性成像技术区分乳腺良性肿瘤和恶性肿瘤时,乳腺组织的非线性弹性参数 b 的变化可作为参考标准。在准静态弹性成像中,选择适当的压缩量对于乳腺肿瘤性质的检测至关重要。一方面,压缩量要足够大,以使其引起乳腺组织的变形可检测;另一方面,过大的压缩量可能会导致肿瘤周围组织的硬化,从而降低肿瘤在良性组织中的分辨度。因此,对于组织非线性弹性参数的定量研究可以在临床测量中帮助选择合适的压缩量。

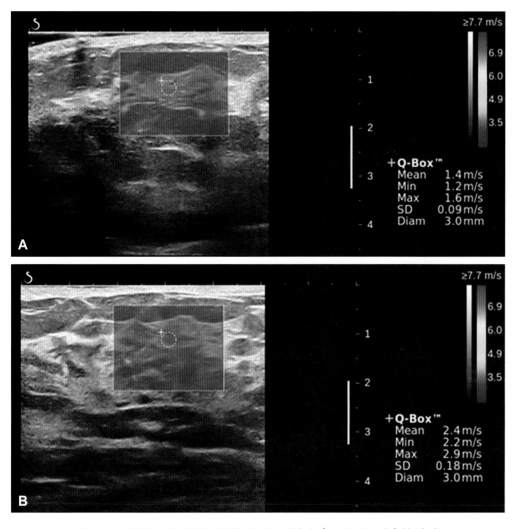

图 2-5　两种不同压缩变形下目标区域内(上图圆圈内)的波速
A. $c=1.4\text{m/s}$;B. $c=2.4\text{m/s}$(此处着重关注乳腺组织)

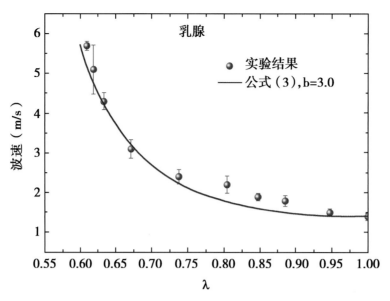

图 2-6　乳腺组织中波速随长度 λ 的变化[44]

目前,初始剪切模量 μ_0 或弹性模量已经成为了一些疾病(如乳腺肿瘤和甲状腺癌)的临床诊断指标之一。利用公式(3),可以表征软组织非线性弹性参数,如参数 b。由于一些疾病的发生不仅会改变病变组织的初始剪切模量,同时也会改变其非线性弹性特征,因此软组织的非线性弹性参数有望成为临床医学检测的新指标。

(三) 各向异性软组织剪切波成像

从生物组织自身的组织结构和成分构成来看,生物组织总是表现出不同程度的各向异性性质。在这些各向异性的生物组织当中,其中一类组织中存在取向一致的纤维束,例如:骨骼肌、肌腱、韧带等,这种纤维束结构的存在表明可采用横观各向同性本构模型描述这类生物组织的变形。另外,生物组织成分构成的典型特点为水含量较高,因此很多研究假定软组织是不可压缩的。对不可压横观各向同性软组织在小变形情况下,需要三个本构参数描述其变形特征。即如图 2-7 所示的沿纤维方向的拉伸模量和剪切模量,以及垂直纤维方向的剪切模量。已有学者[32]尝试用超声弹性成像方法表征两个剪切模量,但是沿纤维方向的

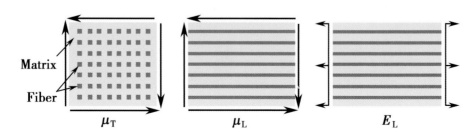

图 2-7　沿纤维方向的拉伸模量和剪切模量,以及垂直纤维方向的剪切模量示意图

拉伸模量的在体表征一直是颇具挑战性的问题。最近,Li 等[45]基于理论分析和数值模拟建立了用剪切波弹性成像技术表征这三个独立参数的新方法(图 2-8)。表 2-1 给出了用该方法测量得到的健康志愿者的骨骼肌弹性参数。各向异性生物软组织的弹性成像是近几年的一个热点研究问题,除了表征方法的发展,理解各向异性软组织弹性性质改变与其病理上的联系也是非常重要和关键的问题。这方面,需要相关科研人员和临床专家开展合作,在仿体和离体实验的基础上,开展系统的在体实验,建立组织力学性质和其生理、病理状态的关联,进而确定对相关组织病变敏感的特异性力学参数。例如,肌肉和肌腱的拉伤,理论上会明显改变沿纤维方向的拉伸模量,但是这一问题还缺乏充分的临床证据。

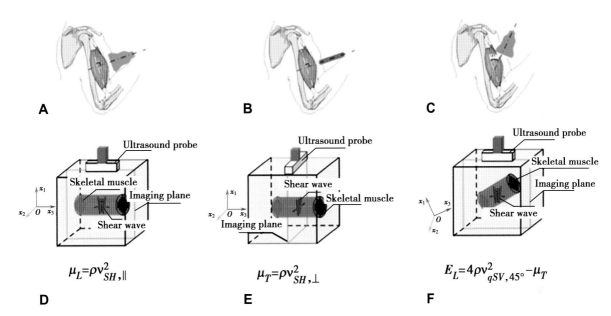

图 2-8　表征横观各向同性软组织三个独立材料参数的剪切波弹性成像方法[45]

表 2-1　用剪切波弹性成像技术及图(2-6)所示的方法测量得到的
男性及女性志愿者骨骼肌弹性参数

		男性(kPa)	女性(kPa)	P 值
肱二头肌	μ_L	4.22±1.21	5.13±1.60	0.34
	μ_T	2.01±0.19	1.69±0.42	0.16
	E_L	11.20±2.70	11.03±3.10	0.93
腓肠肌	μ_T	3.07±0.75	2.75±0.48	0.43
	μ_T	2.38±0.63	2.04±0.48	0.36
	E_L	14.98±3.78	12.64±4.02	0.37

四、动态弹性成像技术在临床应用中面临的挑战和机遇

动态超声弹性成像技术是典型多学科交叉的产物,该技术涉及医学、生物、计算机、力学、材料科学、化学和软物质物理等多个学科[46]。尽管该技术在临床疾病诊疗方面显示了很好的应用前景,但由于其涉及的原理及软组织本身的复杂性,目前还缺乏成熟的临床操作规范和指南。这需要来自不同领域的相关专家通力合作。目前,该技术在肝病诊断方面已经积累了大量数据,国内外相关研究机构基于此已经对肝脏剪切波弹性成像的临床操作给出了一些初步建议[47],在这一方面,国内有些学者,如郑荣琴教授课题组,做出了重要贡献[48-51]。动态超声弹性成像技术在其他脏器上的应用所积累的数据量不如肝脏方面多,其所涉及的原理和数据分析方法也面临诸多挑战。本章基于作者过去 6 年间和临床专家的合作,以及在基础研究方面的工作积累,对该技术在具体临床应用中面临的挑战和机遇作简单讨论。

1. 由于高频剪切波的强耗散特征,一般只有频率在 2000Hz 以下的剪切波才能被目前的方法相对准确追踪,根据软组织弹性模量的大致变化范围可以估计,对应这一频率范围的剪切波的波长,在典型软组织中一般在几个毫米或厘米尺度。当被测软组织(如肿瘤和动脉粥样硬化斑块)的特征尺度和剪切波的波长可比较时,公式(1)和(3)理论上不再适用,此时剪切波的波速不仅依赖于物理参数(如初始剪切模量和密度),还依赖软组织的几何尺寸。目前,这一问题还需要系统研究,特别是基于仿体实验的定量研究。

2. 对于血管、膀胱、肌腱和角膜等薄壁软组织,各种内外激励所激发出的弹性波表现为导波,即弹性波在这些层状介质中传播时,由于边界的约束和引导而成为导向应力波。和前面提到的作为体波的剪切波不同,频散和多模态是导波的两个关键特征,图 2-9 示意了浸没在液体中的薄板中的导波对称和反对称模态,及一阶反对称模态对应的频散曲线。导波的频散特性决定其相速度除了依赖系统的物理参数,还和这些薄壁软组织的壁厚有关。针对这类软组织,近几年发展了导波弹性成像技术[52-56],但是这些技术还没有在临床上得到广泛使用。

3. 软组织或多或少会呈现粘弹性变形行为,上面提到的方法中均没有考虑软组织粘弹性所导致的频散。如何基于剪切波弹性成像表征软组织的粘弹性特性参数是值得研究的重要问题,也得到了一些国内外学者的关注[57,58]。鉴于软组织粘弹性变形行为的复杂性,目前无论是在实验测量技术,还是在数据分析方法方面都需要进一步开展系统的研究工作。

4. 目前文献中报道的临床实验多是直接进行在体测量,考虑到诸多因素影响,基于在体测量很难定量评价一个新的弹性成像技术和相应的数据分析方法的有效性。由于仿体材料相对简单且可对其力学特性进行独立表征,理论上仿体实验可用于定量评价动态超声弹性成像技术和相关数据分析方法[59,60]。尽管文献中有些仿体实验结果报道,针对动态超声弹性成像技术,还需要结合其具体临床应用,开展更多的仿体实验。

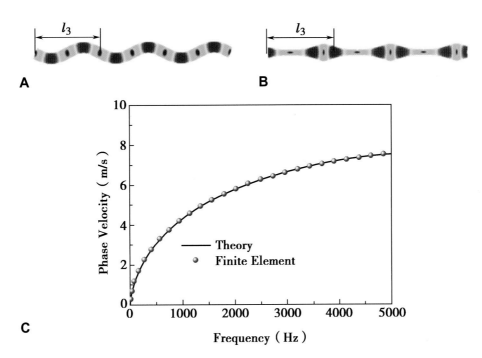

图 2-9　浸没在液体中的薄板中的导波
A. 反对称模态;B. 一阶对称模态;C. 一阶反对称模态对应的频散曲线[56]

五、小　结

本章简要介绍了动态超声弹性成像,特别是剪切波弹性成像背后的力学原理。包括超声弹性成像的关键步骤;目前具有剪切波弹性成像功能的仪器中采用的力学领域经典公式 $E=3\rho c^2$ 的适用条件和局限性;各向异性软组织的剪切波弹性成像方法,软组织形变对剪切波弹性成像结果的影响等。另外,结合作者和临床专家在动态超声弹性成像方法研究方面的合作,对该技术在具体临床应用中面临的挑战和机遇作了简单讨论。包括软组织有限几何尺寸和粘弹性的影响,导波弹性成像技术,以及结合临床具体问题开展仿体实验的必要性等。

参考文献 ━ -

［1］Gao L，Parker KJ，Lerner RM，et al. Imaging of the elastic properties of tissue：A review. Ultrasound Med Biol，1996，22（8）：959-977.

［2］Ophir J，Cespedes I，Ponnekanti H，et al. Elastography：A quantitative method for imaging the elasticity of biological tissues. Ultrason Imaging，1991，13：111-134.

［3］Doyley MM. Model-based elastography：a survey of approaches to the inverse elasticity problem. Phys Med Biol，2012，57（3）：R35-R73.

［4］Ophir J，Alam SK，Garra B，et al. Elastography：ultrasonic estimation and imaging of the elastic properties of tissues. Proceedings of the Institution of Mechanical Engineers，Part H. J Eng Med，1999，213（3）：203-233.

［5］Sandrin L，Tanter M，Catheline S，et al. Shear modulus imaging with 2-D transient elastography. IEEE Trans Ultrasonics Ferroelect Freq Contr，2002，49（4）：426-435.

［6］Sandrin L，Tanter M，Gennisson JL，et al. Shear elasticity probe for soft tissues with 1-D transient elastography. IEEE Trans Ultrasonics，Ferroelect Freq Contr，2002，49（4）：436-446.

［7］Sarvazyan A，Hall TJ，Urban MW，et al. An overview of elastography-an emerging branch of medical imaging. Curr Med Imaging Rev，2011，7（4）：255-282.

［8］Khaled W，Ermert H. Ultrasonic strain imaging and reconstructive elastography for biological tissue. In Bioengineering in Cell and Tissue Research. Berlin Heidelberg：Springer，2008：103-132.

［9］沈洋，凌涛，曾成志，等 . 超声辐射力弹性成像技术及其应用 . 先进技术研究通报，2011，5（2）：38-45.

［10］王彬，李发琪 . 声辐射力弹性成像：弹性成像的新发展 . 中国医学影像技术，2011，27（4）：852-856.

［11］罗建文，白净 . 超声弹性成像的研究进展 . 中国医疗器械信息，2005，9（5）：23-31.

［12］Kruse SA，Rose GH，Glaser KJ，et al. Magnetic resonance elastography of the brain. NeuroImage，2008，39：231-237.

［13］Green MA，Bilston LE，Sinkus R. In vivo brain viscoelastic properties measured by magnetic resonance elastography. NMR Biomed，2008，21：755-764.

［14］Sinkus R，Lorenzen J，Schrader，et al. High-resolution tensor MR elastography for breast tumour detection. Phys Med Biol，2008，45（6）：1649-1664.

［15］Taouli B，Ehman RL，Reeder SB. Advanced MRI Methods for Assessment of Chronic Liver Disease. AJR，2009，193：14-27.

［16］Kettaneh A，Marcellin P，Douvin C，et al. Features associated with success rate and performance of FibroScan measurements for the diagnosis of cirrhosis in HCV patients：A prospective study of 935 patients. J Hepatol，2007，46（4）：628-634.

［17］Millonig G，Friedrich S，Adolf S，et al. Liver stiffness is directly influenced by central venous pressure. J Hepatol，2010，52（2）：206-210.

［18］Klatt D，Hamhaber U，Asbach P，et al. Noninvasive assessment of the rheological behavior of human organs using multifrequency MR elastography：A study of brain and liver viscoelasticity. Phys Med Biol，2007，52

(24):7281-7294.

[19] Sack I, Rump J, Elgeti T, et al. MR Elastography of the human heart: Noninvasive assessment of myocardial elasticity changes by shear wave amplitude variations. Magn Reson Med, 2009, 61:668-677.

[20] Schaar JA, Korte CL, Mastik F, et al. Characterizing vulnerable plaque features with intravascular elastography. Irculation, 2003, 108:2636-2641.

[21] Hoyt K, Castaneda B, Zhang M, et al. Tissue elasticity properties as biomarkers for prostate cancer. Cancer Biomarkers, 2008, 4:213-225.

[22] 孙德胜, 孟繁坤, 王金锐, 等. 慢性肝病肝剪切波速与纤维化分级的相关性研究. 中国医学影像学杂志, 2009, 117(4):241-245.

[23] 罗葆明, 欧冰, 冯霞, 等. 乳腺疾病实时组织弹性成像与病理对照的初步探讨. 中国超声医学杂志, 2005, 21(9):662-664.

[24] Schaar JA, de Korte CL, Mastik F, et al. Characterizing vulnerable plaque features with intravascular elastography. Circulation, 2003, 108(21):2636-2641.

[25] Miyanaga N, Akaza H, Yamakawa M, et al. Tissue elasticity imaging for diagnosis of prostate cancer: A preliminary report. Int J Urol, 2006, 13(12):1514-1518.

[26] Thitaikumar A, Krouskop TA, Garra, BS, et al. Visualization of bonding at an inclusion boundary using axial-shear strain elastography: A feasibility study. Phys Med Bio, 2007, 52(9):2615-2633.

[27] Thitaikumar A, Mobbs LM, Kraemer-Chant CM, et al. Breast tumor classification using axial shear strain elastography: A feasibility study. Phys Med Bio, 2008, 53:4809-4823.

[28] Xu H, Varghese T, Madsen EL. Analysis of shear strain imaging for classifying breast masses: Finite element and phantom results. Med Phys, 2011, 38:6119-6127.

[29] Krouskop TA, Dougherty DR, Vinson FS. A pulsed Doppler ultrasonic system for making noninvasive measurements of the mechanical properties of soft tissue. J Rehabil Res, 1987, 24(2):1-8.

[30] Bercoff J, Tanter M, Fink M. Supersonic shear imaging: A new technique for soft tissue elasticity mapping. IEEE Trans Ultrasonics Ferroelect Freq Contr, 2004, 51(4):396-409.

[31] Foucher J, Chanteloup E, Vergniol J, et al. Diagnosis of cirrhosis by transient elastography (FibroScan): a prospective study. Gut, 2006, 55(3):403-408.

[32] Gennisson JL, Deffieux T, Macé E, et al. Viscoelastic and anisotropic mechanical properties of in vivo muscle tissue assessed by supersonic shear imaging. Ultrasound Med Bio, 2010, 36(5):789-801.

[33] Rifai K, Cornberg J, Mederacke I, et al. Clinical feasibility of liver elastography by acoustic radiation force impulse imaging (ARFI). Dig Liver Dis, 2011, 43(6):491-497.

[34] Sarvazyan AP, Urban MW, Greenleaf JF. Acoustic Waves in Medical Imaging and Diagnostics. Ultrasound Med Bio, 2013, 39:1133-1146.

[35] Timoshenko S, Goodier JN. Theory of Elasticity. New York: McGraw-Hill Book Company, 1951.

[36] Biot MA. The influence of initial stress on elastic waves. J Appl Phys, 1940, 11(8):522-530.

[37] Biot MA. Mechanics of Incremental Deformations. New York: John Wiley and Sons, 1965.

[38] Chadwick P, Ogden RW. A theorem of tensor calculus and its application to isotropic elasticity. Arch Rat Mech Anal, 1971, 44(1):54-68.

［39］Ogden RW. Incremental statics and dynamics of pre-stressed elastic materials. In Waves in nonlinear pre-stressed materials (pp. 1-26). Berlin Heidelberg: Springer Vienna, 2007.

［40］Mehrabian H, Campbell G, Samani A. A constrained reconstruction technique of hyperelasticity parameters for breast cancer assessment. Phys Med Bio, 2010, 55 (24): 7489-7508.

［41］Gokhale NH, Barbone PE, Oberai AA. Solution of the nonlinear elasticity imaging inverse problem: The compressible case. Inverse Problems, 2008, 24 (4): 045010.

［42］Pavan TZ, Madsen EL, Frank GR, et al. A nonlinear elasticity phantom containing spherical inclusions. Phys Med Bio, 2012, 57 (15): 4787-4804.

［43］Latorre-Ossa H, Gennisson J, De Brosses E, et al. Quantitative imaging of nonlinear shear modulus by combining static elastography and shear wave elastography. IEEE Trans Ultrasonics Ferroel Freq Contr, 2012, 59 (4): 833-839.

［44］Jiang Y, Li GY, Qian LX, et al. Characterization of the nonlinear elastic properties of soft tissues using the supersonic shear imaging (SSI) technique: inverse method, ex vivo and in vivo experiments. Med Image Analys, 2015, 20 (1): 97-111.

［45］Li GY, He Q, Qian LX, et al. Elastic Cherenkov effects in transversely isotropic soft materials-II: ex vivo and in vivo experiments. J Mechan Phys Solid, 2016, 94: 181-190.

［46］Li GY, Cao, Y. Mechanics of ultrasound elastography.//Proc R, Soc A. The Royal Society, 2017, 473: 20160841.

［47］Dietrich CF, Bamber J, Berzigotti A, et al. EFSUMB guidelines and recommendations on the clinical use of liver ultrasound elastography, update 2017 (long version). Ultraschall in der Medizin-European. J Ultrasound, 2017, 38 (4): e16-e47.

［48］Zheng J, Guo H, Zeng J, et al. Two-dimensional shear-wave elastography and conventional US: the optimal evaluation of liver fibrosis and cirrhosis. Radiology, 2015, 275: 290-300.

［49］Huang Z, Zheng J, Zeng J, et al. Normal liver stiffness in healthy adults assessed by real-time shear wave elastography and factors that influence this method. Ultrasound Med Biol, 2014, 40: 2549-2555.

［50］Wang CZ, Zheng J, Huang ZP, et al. Influence of measurement depth on the stiffness assessment of healthy liver with real-time shear wave elastography. Ultrasound Med Biol, 2014, 40: 461-469.

［51］Zeng J, Liu GJ, Huang ZP, et al. Diagnostic accuracy of two-dimensional shear wave elastography for the non-invasive staging of hepatic fibrosis in chronic hepatitis B: a cohort study with internal validation. Eur Radiol, 2014, 24: 2572-2581.

［52］Bernal M, Nenadic I, Urban MW, et al. Material property estimation for tubes and arteries using ultrasound radiation force and analysis of propagating modes. J Acoust Soc Ame, 2011, 129 (3): 1344-1354.

［53］Li GY, Cao Y. Assessing the mechanical properties of anisotropic soft tissues using guided wave elastography: Inverse method and numerical experiments. J Acoust Soc Ame, 2017, 142 (3): 1526-1536.

［54］Li GY, He Q, Mangan R, et al. Guided waves in pre-stressed hyperelastic plates and tubes: Application to the ultrasound elastography of thin-walled soft materials. J Mech Phys Solid, 2017, 102: 67-79.

［55］Li GY, He Q, Xu G, et al. An ultrasound elastography method to determine the local stiffness of arteries with guided circumferential waves. J Biomech, 2017, 51: 97-104.

［56］Li GY,He Q,Jia L,et al. An inverse method to determine arterial stiffness with guided axial waves. Ultrasound Med Biol,2017,43(2):505-516.

［57］Zhu Y,Dong C,Yin Y,et al. The role of viscosity estimation for oil-in-gelatin phantom in shear wave based ultrasound elastography. Ultrasound Med Biol,2015,41(2):601-609.

［58］Nenadic IZ,Qiang B,Urban MW,et al. Attenuation measuring ultrasound shearwave elastography and in vivo application in post-transplant liver patients. Phys Med Biol,2016,62(2):484.

［59］Hall TJ,Bilgen M,Insana MF,et al. Phantom materials for elastography,IEEE Trans Ultrason Ferroel Freq Con,1997,44(6):1355-1365.

［60］Cao Y P,Li GY,Zhang X,et al. Tissue-mimicking materials for elastography phantoms:A review. Extrem Mechan Let,2017,17:62-70.

超声 E 成像
临床应用指南

Chinese Guidelines and Recommendations
on the Clinical Use of Ultrasound Elastography

3

慢性乙型肝炎肝纤维化超声
E 成像临床应用指南

第三章

乙型肝炎病毒（hepatitis B virus，HBV）感染是我国重大传染性疾病，全球约 2.4 亿人感染 HBV[1]，我国慢性 HBV 感染者达 9300 万人，其中慢性乙型肝炎（chronic hepatitis B，CHB）患者约 2000 万例[2]。CHB 也是我国导致肝硬化、肝癌的主要病因之一，分别占 60% 和 80%[3]，严重危害健康。全球每年约有 65 万人死于 HBV 感染所致的肝功能衰竭、肝硬化和肝细胞肝癌（hepatocellular carcinoma，HCC）[4]。评估 CHB 患者肝纤维化程度是判断病情、指导治疗、随访疗效的关键环节[5]。目前肝脏活检病理组织学检查仍然是评价肝纤维化的金标准，但有创伤性、取样误差等不足，且不适合作为连续随访手段。

超声弹性成像检测肝脏硬度以其无创、简便、快速、准确性较高、可重复性较好等优势，已被逐渐应用于临床。其中，瞬时弹性成像（transient elastography，TE）被欧洲肝病学会（EASL）[6]、亚太肝病协会（APASL）[7]、中华医学会肝病学分会[5]等推荐为无创评估肝纤维化的重要手段。欧洲超声联合会（EFSUMB）、世界超声联合会（WFUMB）、美国超声放射协会（Society of Radiologists in Ultrasound）等前后发表了弹性成像临床应用指南或专家共识[8-14]，肯定了超声弹性成像在肝纤维化评估中的价值，同时也明确指出[11]，应用弹性成像评估肝纤维化时，需考虑不同病因、不同弹性成像技术及设备的差异。

剪切波 E 成像（shear wave elastography，SWE）是较新的超声弹性成像技术，能在普通彩超诊断系统中实现无创性肝硬度检测。既能利用彩色多普勒超声观察肝脏形态结构、血流情况，检测肝脏占位病变；又能实时定量检测肝脏硬度、评估肝纤维化程度，实现对慢性乙型肝炎患者病情程度的“一站式”评估。相比早期的 TE 技术，E 成像具有适用范围广、检测成功率高、取样范围大、二维可视化取样等优势。随着该技术临床应用的不断普及，越来越多的文献[15-21]研究表明，剪切波 E 成像诊断肝纤维化效能不亚于 TE，具有较好的临床应用前景。

为此，结合我国慢性乙型肝炎发病率高的现状，中华医学会超声医学分会介入超声学组组织了基于法国声科的剪切波 E 成像技术（Aixplorer，SuperSonic Imagine，SSI）的“E 成像评估慢性乙型肝炎肝纤维化中国多中心研究”，并在此研究成果的基础上，结合最新文献研究报道，对 E 成像的临床应用进行广泛讨论并形成《超声 E 成像临床应用指南》（以下简称《指南》），以期为超声同行及临床医务工作者提供最新的指导文献。

本《指南》（以下各章同本章）的资料来源于：① PubMed 截至 2017 年 7 月关于 SWE 的文献；②中文数据库中关于 SWE 的文献；③专家共识的经验与意见。相应的证据等级[22]见全书附录三。《指南》经专家委员会讨论，可作为超声 E 成像技术在临床应用的指导。随着临床实践的不断深入及文献积累，专家委员会将对《指南》内容进行更新。

一、技术原理简介

基于 SuperSonic 的实时二维剪切波弹性成像原理是利用轴向多点聚焦的声辐射力脉冲，产生平面剪切波，并利用超高速成像技术，获得剪切波的传播信息，从而得到彩色编码的实时图像，并可定量检测组织硬度。相较 TE 等其他弹性成像技术，实时剪切波 E 成像有如下优势：①适用范围广，可应用于腹水、肋间隙过窄患者；②不仅可定量检测肝脏硬度，还可进行弹性成像，直观显示肝脏硬度改变；③可用二维超声图像引导硬度检测，从而避免伪像干扰，检测成功率高，还可调节测量取样框的位置、大小，使检测更容易；④具有肝脏硬度检测及普通彩超成像多种功能，有利于更好地观察肝脏形态、结构、血流改变，及时发现肝脏占位性病变。

二、检查方法（视频 4）

| 视频 4 | E 超肝脏操作规范演示 | |

（一）患者检查前准备

饮食可导致肝脏硬度增加，故应空腹检查。以往认为检查前应禁食[9,13]，现认为至少空腹 2~3 小时即可[23-26]。运动后也可导致肝脏硬度增加，故检查前应休息 10~20 分钟[27]。

（二）操作者培训

SWE 的可重复性受操作者经验的影响[28]，有经验和无经验的操作者前后 SWE 检测的组内相关系数（ICC）分别为 0.84 和 0.65，对有经验的操作者，无论操作者内还是操作者间的可重复性均较好（ICC：0.90~0.95）[28-30]。因此，相关指南[10]建议对初学者进行 50 例以上的 SWE 培训。我们的多中心研究经验表明，对于经验较少的初级医生，经过一定数量的 SWE 操作培训，也可取得较好的可重复性（ICC：0.90~0.99）。

(三) 仪器条件设置

包括弹性取样框大小、测量取样框（Q-box）、弹性量程等，均可根据需要进行调节。由于肝脏纤维化是弥漫性病变，应保证一定的取样面积方具代表性。正常肝脏硬度较软，为方便区分病变肝脏，弹性量程不宜过高。依据以往已发表的单中心研究资料[15,31,32]及我们的多中心研究经验，建议弹性取样框大小 4cm×3cm、Q-box 直径 2cm、弹性量程 30~40kPa 较为合适（图 3-1）。值得注意的是，改变弹性取样框及 Q-box 大小、弹性量程等，主要会改变弹性图像的显示方式，并不会对检测结果造成显著影响[32]。

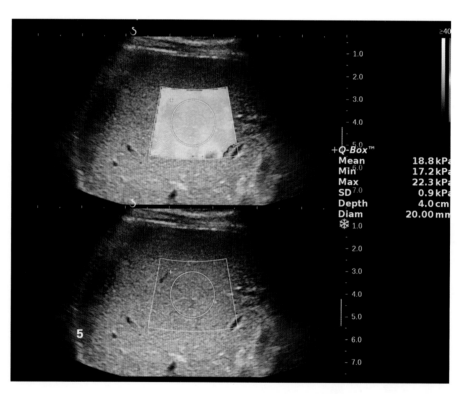

图 3-1 SWE 检测时的仪器条件设置

弹性取样框大小 4cm×3cm、Q-box 直径 2cm、弹性量程 30~40kPa

(四) 检测方法

检测体位、检测部位、检测深度、患者呼吸状态等的不同，均可导致检测结果的变异[11]。患者取侧卧位时，测值较仰卧位更高，且变异更大[33]。由于心脏搏动的影响，肝左叶检测成功率低于肝右叶检测，且肝右叶 S5、S6 检测成功率最高、测值较为稳定[33]。由于剪切波的传播更容易受声衰减的影响，检测深度对检测成功率及测值变异影响较大[34]，检测深度大过肝包膜下 5cm 时，测值变异明显增大；检测深度大于 8cm 时，检测成功率几乎为 0；另外也需避开肝包膜多重反射的影响,因此取样框位置以肝包膜下 1~2cm 为宜。呼吸运动会导致检测成功率下降,故要求检测时屏住呼吸,但屏气时间不宜过长,否则会导致肝脏血容量增加、肝脏硬度增加[9]。

(五)检测次数

TE 要求 10 次检测,但剪切波 E 成像有实时、二维弹性图像直观显示,一次获得的弹性图像实际上是连续几次的叠加与平均[35],因此所需的检查次数明显少于 TE。Huang 等[36]分别比较了 1 次、3 次、5 次、10 次 SWE 的检测结果,发现检测 1 次与多次测值结果无明显统计学差异。文献报道采用的检测次数从 3 次至 15 次不等,但多数文献认为 3 次检测较为合适[19,31,37-40],且与 TE 检测结果有较好的相关性。检测结果取多次检测的中位数还是均数差别不大[39,41],但考虑到肝脏硬度是非正态分布资料,建议采用中位数为佳。

(六)检测成功及测值可靠性判断

由于 SWE 是较新的技术,目前尚未形成统一的判断标准。对于单次检测来说,弹性图像颜色充填面积、测量取样框内的最小值(Emin)及标准差(Esd)等是评判检测成功与否的重要指标。弹性图像颜色充填面积很少[35],或充填面积小于一半[32],可以认为检测不成功;当测量取样框内最小值小于等于 0.2kPa[42] 或 1.0kPa[11] 时,SWE 的测值与 TE 相关性明显降低;也有文献认为,当测量取样框内测值标准差大于 1.75kPa[38],应判定为无效测量。另外,SuperSonic 新版本的机型可显示弹性成像的稳定系数(SI),厂家推荐 SI 应不小于 90%,但其临床应用尚未见相关文献报道。与 TE 检测类似,单次检测成功后,也应计算多次检测的变异度以判断测值的可靠性,如果变异度过大,则应认为测值不可靠。现有文献[43]多参考 TE 类似的标准,即四分位间距(IQR)/ 中位数(Median)≤30% 认为检测可靠;否则应认为不可靠。我们的多中心研究较全面分析了测值的可靠性,采用的标准包括 Emin≤0.2kPa、Emin≤1.0kPa、Esd≤1.75kPa,IQR/Median≤30% 和 IQR/Median≤10% 等,发现分别按上述标准剔除不可靠测值后,E 成像诊断效能并无统计学差异,故认为上述判断标准作用类似,取其一即可。

(七)检查技巧及注意事项

SWE 是在普通超声检查的基础上进行的,因此要得到好的弹性图像,首先要获得清晰的普通二维 B 模式灰阶图像,故需避开肋骨声影、气体等普通超声的各种影响因素[14]。另外,组织相对运动对弹性成像有较大影响,包括患者的呼吸运动和超声探头的抖动。故患者需屏气 3~5 秒,在平静呼吸状态下轻屏气即可,应避免深度呼吸过程中检测,Valsava 动作会增加肝脏硬度[11],还可因肌紧张导致检查失败。另外,持握探头的手肘部应轻靠于患者或床沿固定,或双手持握探头,避免探头滑动或不自觉的抖动。与浅表器官弹性成像检查不同,由于有肋骨的支撑,探头加压并不会直接压迫肝脏,不会导致肝脏硬度的改变;相反,适度加压探头有利于固定探头、减少探头滑动、得到更好的声窗,更容易获取弹性图像,有利于肝脏硬度检测[9]。当患者皮下脂肪较厚或合并脂肪肝时,可将弹性成像调节至穿透模式(PEN),以提高检测成功率。另外,弹性成像取样框及测量取样框均应置于图像中央,避免放置于图像边缘区,有助于提高检测成功率[32]。SWE可实时显示二维弹性图像,应在连续多幅弹性图像均匀稳定时再冻结测量,否则测值可靠性降低。

结合上述文献及我们的多中心研究经验,推荐如下:

> **推荐意见**
>
> 1. 对于初学的操作者而言,需要至少经过50例操作培训(A1)。
>
> 2. 检查前被检者应空腹2~3小时,休息10~20分钟(A1)。
>
> 3. 仪器调节,弹性取样框大小4cm×3cm,测量取样框(Q-box)直径2cm,弹性量程30~40kPa(C1)。对肥胖者或合并脂肪肝患者,采用弹性成像穿透模式可提高检测成功率(C1)。
>
> 4. 检测方法,患者取仰卧位,右上肢上抬至头部,探头置于右肋间显示肝右叶切面。探头适当加压,使二维灰阶B模式图像显示清晰并适当放大。SWE取样框上缘置于肝包膜下1~2cm,最深不超过5cm,避开肝包膜、肝内大血管、胆囊等非目标结构,Q-box置于弹性图像中央。嘱患者平静呼吸状态下轻屏呼吸3~5秒,待弹性图像均匀稳定后冻结并测量肝脏硬度值(图3-2)(A1)。
>
> 5. 检测次数及取值,检测3次,取中位数(B1)。
>
> 6. 检测成功及测值可靠性判断,对于单次测量而言,若弹性图像颜色充填面积小于取样框的一半(图3-3);或测量取样框内最小值小于0.2kPa,可认为检测失败。对于多次测量而言,多次检测值的四分位间距(IQR)/中位数(Median)≤30%认为测值可靠(B2)。

三、肝脏正常值范围

国内学者 Huang 等[33]对中国509例健康志愿者的SWE正常值研究结果显示,正常肝脏硬度平均值为(5.10±1.02)kPa,95%置信区间为5.02~5.19kPa,男性稍高于女性,这也是

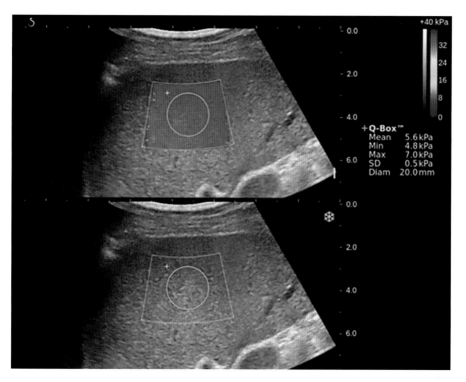

图 3-2　SWE 检测示意图

探头置于右肋间显示肝右叶切面,二维 B 模式图像显示清晰并适当放大,弹性成像取样框上缘置于肝包膜下 1~2cm,避开肝包膜、肝内大血管、胆囊等非目标结构,Q-box 置于弹性图像中央;弹性图像颜色充填整个取样框的面积,提示检测成功

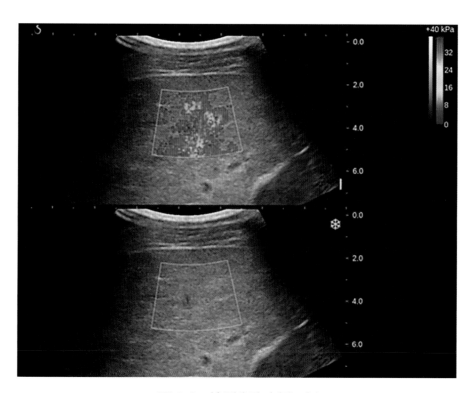

图 3-3　检测失败病例示例

弹性图像颜色充填面积小于取样框的一半

迄今为止最大样本量的正常值研究。香港学者 Leung 等[20]报道，171 例健康志愿者正常肝脏硬度为 (5.5±0.7) kPa；韩国学者 Suh 等[29]对 195 名经肝活检证实的正常肝移植供体进行 E 成像检查，得出肝脏硬度正常范围为 2.6~6.2kPa，当使用 6.2kPa 作为截断值时，区别正常肝脏和肝纤维化的敏感性和特异性分别为 91.0% 和 95.9%。

推荐意见

7. 成人肝脏硬度正常值范围为 2.6~6.2kPa（A1）。

四、肝纤维化评估

（一）诊断效能

与 TE 相比，运用 SWE 评估慢性乙型肝炎患者肝纤维化的相关文献还不多，尤其缺少以病理结果为对照的研究，目前仅见少量文献报道。国内学者 Zeng 等[31]纳入了 303 例慢性乙型肝炎患者，结果 202 例测试组患者 SWE 诊断≥F2、≥F3、=F4 的 AUC 为 0.92、0.95、0.95，101 例验证组为 0.91、0.93、0.97，测试组和验证组比较无统计学差异，说明剪切波 E 成像诊断肝纤维化效能较为稳定。香港学者 Leung 等[20]对 226 例慢性乙型肝炎患者同时进行 SWE 和 TE 肝硬度检测，结果显示，SWE 诊断≥F1、≥F2、≥F3、=F4 的曲线下面积（AUC）分别为 0.86、0.88、0.93、0.98；而 TE 则为 0.80、0.78、0.83、0.92，SWE 诊断效能高于 TE（P=0.01~0.04）；国内学者 Zeng 等[15]研究结果也认为 SWE 诊断效能与 TE 相当。Zhuang 等[44]及我们的多中心研究均将 E 成像与血清学参数诊断肝纤维化进行了比较，结果显示剪切波 E 成像诊断效能显著高于 APRI、FIB-4 等血清学指标。综上所述，现有有限的文献报道认为，SWE 诊断慢性乙型肝炎肝纤维化优于血清学指标，与 TE 相当甚至更高。

（二）诊断阈值

尽管肝硬度检测诊断肝纤维化效能较高，但要制定适宜的诊断阈值并不容易。首先，不同的技术、不同的设备、不同的病因需要制定不同的阈值[9,45]。其次，研究人群中肝纤维化发病率的不同（也即样本偏倚）也会导致诊断阈值的差异。目前有关 SWE 诊断慢性乙型肝炎肝纤维化阈值的文献归纳总结于表 3-1[20,31,44]，其中诊断 F2 的阈值为 7.1~7.6kPa 时，敏感性为 84.7%~92.0%，特异性为 74.3%~92.1%；诊断 F4 的阈值为 10.1~11.7kPa 时，敏感性为

84.8%~97.4%,特异性为 89.7%~94.6%。另外,单一诊断阈值不能同时兼顾敏感性和特异性,临床应用时需注意区分。

表 3-1　SWE 诊断慢性乙型肝炎肝纤维化效能及阈值

肝纤维化分期	作者	病例数	AUC	阈值(kPa)	敏感性(%)	特异性(%)	阳性预测值(%)	阴性预测值(%)
F4(S4)	Zeng 等[31]	303	0.95	11.7	91.9	89.7	66.7	98.0
	Leung 等[20]	226	0.98	10.1	97.4	93.0	60.1	99.6
	Zhuang 等[44]	459	0.98	10.4	94.6	94.9	95.7	93.5
F2(S2)	Zeng 等[31]	303	0.92	7.2	86.4	87.0	88.8	84.2
	Leung 等[20]	226	0.88	7.1	84.7	92.1	85.3	91.7
	Zhuang 等[44]	459	0.97	7.6	92.0	90.0	98.4	64.3

对于慢性乙型肝炎患者,F2 和 F4 是临床关注的重要节点,不仅是确定启动抗病毒治疗、HCC 监测等的重要依据,也是评价抗病毒治疗疗效的重要指标。因此,依据临床目的不同,采取确定和排除诊断的双重阈值更具临床意义[14]:即采用一个低的阈值作为排除诊断标准,被排除的患者仅需定期随访;采用另一高的阈值作为确定诊断标准,被确诊患者需要积极治疗及密切随访;高、低阈值之间为不确定的灰色地带,需进一步评估,必要时需肝活检明确诊断。鉴于肝脏炎症程度(主要依据 ALT 水平是否升高而定)是影响肝脏硬度的重要因素[46],有可能影响剪切波 E 成像的诊断效能及阈值,我们的多中心研究(LE2)依据患者 ALT 水平是否升高进行了分层分析。研究结果显示,对于 ALT 正常的慢性 HBV 感染者,如将剪切波 E 成像测值小于 8.5kPa 作为排除肝硬化诊断的阈值,大于 11.0kPa 作为确诊肝硬化阈值,可使 81.2% 的患者通过这种无创检查而确诊有无肝硬化,仅 18.8% 的患者需行肝活检等进一步评估。但是对于 ALT 升高的患者因样本量少,可能存在病例选择偏倚,诊断效能较低,故不具参考意义,尚需进一步研究。

结合上述文献及我们的多中心研究结果,推荐意见如下:

推荐意见

8. 实时 SWE 技术诊断慢性乙型肝炎肝纤维化效能优于血清学指标,与 TE 相当甚至更高(A1)。

9. 实时 SWE 诊断 F2 期的阈值建议为 7.1~7.6kPa,诊断 F4 期的阈值建议为 10.1~11.7kPa(A1)(图 3-4,图 3-5)。

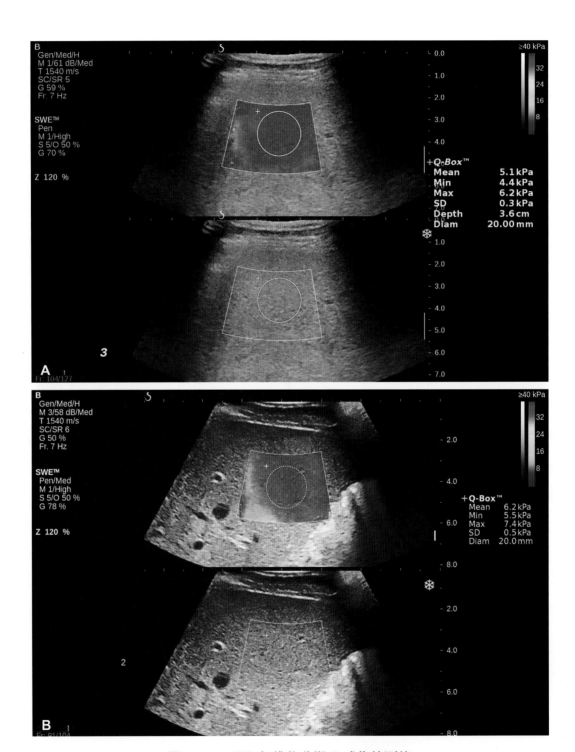

图 3-4　不同肝纤维化分期 E 成像的测值

A. F0 期,肝脏硬度 5.1kPa;B. F1 期,肝脏硬度 6.2kPa

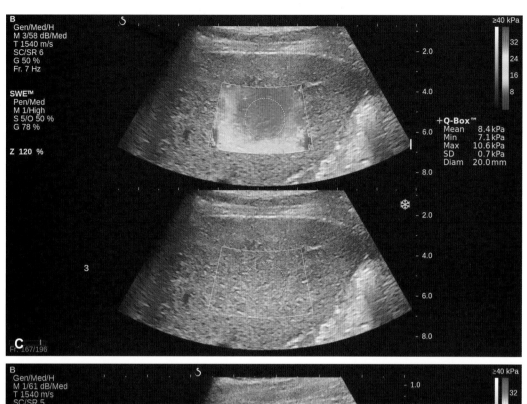

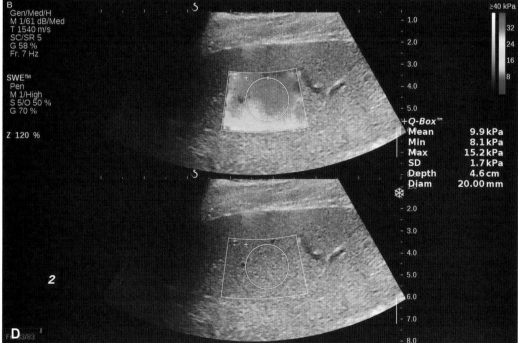

图 3-4（续）

C. F2 期,肝脏硬度 8.4kPa;D. F3 期,肝脏硬度 9.9kPa

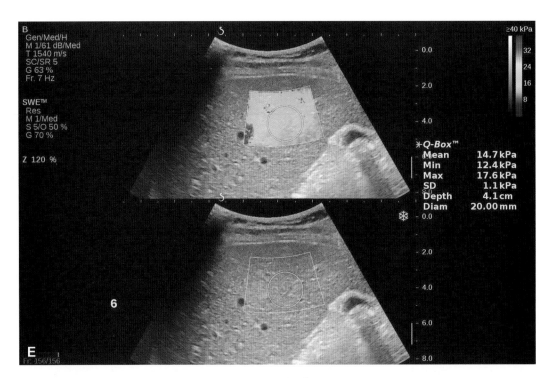

图 3-4(续)

E. F4 期,肝脏硬度 14.7kPa

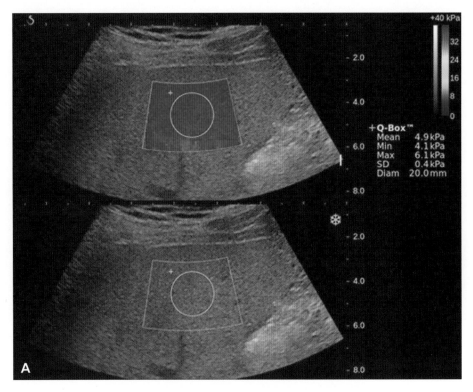

图 3-5　依据 E 成像测值判断肝纤维化程度

A. 肝脏硬度 4.9kPa,病理证实 F0 期

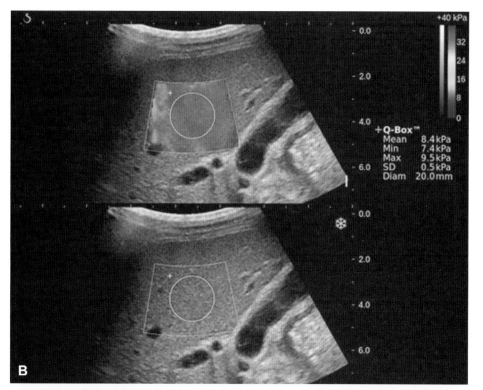

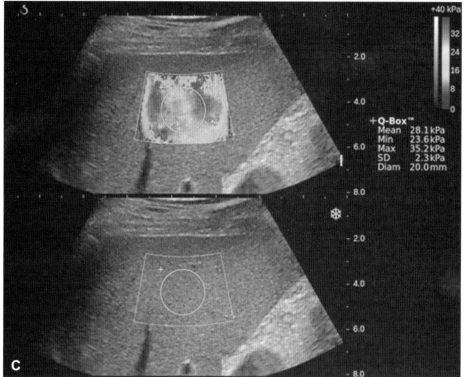

图 3-5(续)

B. 肝脏硬度 8.4kPa,病理证实为 F2 期;C. 肝脏硬度 28.1kPa,病理证实 F4 期

推荐意见

10. 对于 ALT 正常的慢性 HBV 感染者,实时 SWE 测值小于 8.5kPa 可排除肝硬化诊断,大于 11.0kPa 可确定肝硬化诊断,介于 8.5~11.0kPa 之间需肝活检等进一步评估(B1)。

11. SWE 技术的诊断阈值需要考虑患者的 ALT 水平(C2),ALT 水平高者,测值可能升高,其诊断阈值尚需进一步研究。

五、影响因素

与 TE 技术相似,影响 SWE 检测的因素较多。患者不能配合呼吸[32]、肥胖(包括腹壁厚度≥25mm、体质量指数≥30kg/m^2、腰围≥102cm)[34]、肝硬化程度过重、声窗条件不佳等均可能导致 E 成像检测失败。但与 TE 不同,SWE 可成功检测肝前有腹水的患者[32,42](图 3-6)。

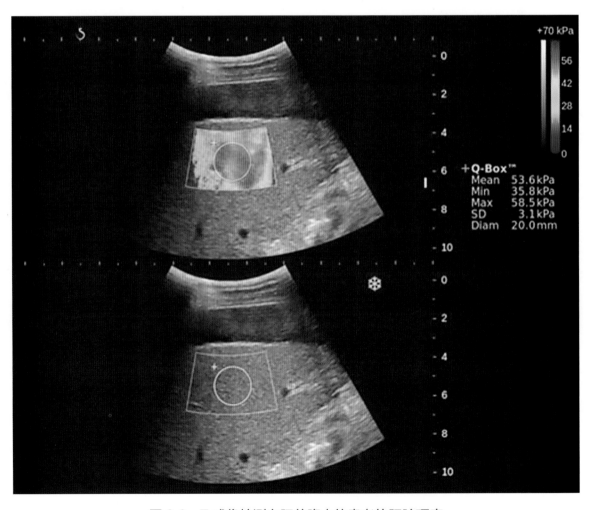

图 3-6　E 成像检测有肝前腹水的患者的肝脏硬度

肝脏炎症程度[46]、胆汁淤积[47]、肝内血容量增加[48]、饮酒史[49]等均可导致肝脏硬度 TE 测值增加,但 SWE 相关文献研究还较少,尚需进一步评估。肝脂肪变是否影响其测值尚存在争议,还有待进一步研究。

六、应用展望

超声 E 成像技术检测肝脏硬度,已如同彩色多普勒检查一样方便、快捷,正逐渐成为常规超声检查的一部分。相信随着具备 E 成像功能的彩超设备的普及,E 成像评估慢性乙型肝炎肝纤维化将得到进一步推广。但其影响因素较多,检测方法、仪器调节、患者病情状态等都会对检测结果造成影响。所以,采用规范的检查方法、结合临床资料对检测结果进行合理解读非常重要。本《指南》的诊断阈值仅是基于现有研究文献及多中心研究数据给出的参考值,难免存在发病率偏倚等不足,因此还需更多的大样本、有肝活检病理结果的临床研究进一步验证。另外,超声 E 成像有可能在评估肝硬化患者门静脉高压程度;甚至预测肝癌发生、消化道出血等并发症方面发挥作用,值得进一步深入研究。

参考文献

[1] Ott JJ, Stevens GA, Groeger J, et al. Global epidemiology of hepatitis B virus infection: new estimates of age-specific HBsAg seroprevalence and endemicity. Vaccine, 2012, 30: 2212-9.

[2] Liu J, Zhang S, Wang Q, et al. Seroepidemiology of hepatitis B virus infection in 2 million men aged 21-49 years in rural China: a population-based, cross-sectional study. Lancet Infect Dis, 2016, 16: 80-6.

[3] Wang FS, Fan JG, Zhang Z, et al. The global burden of liver disease: the major impact of China. Hepatology, 2014, 60: 2099-108.

[4] Lozano R, Naghavi M, Foreman K, et al. Global and regional mortality from 235 causes of death for 20 age groups in 1990 and 2010: a systematic analysis for the Global Burden of Disease Study 2010. Lancet, 2012, 380: 2095-128.

[5] 中华医学会肝病学分会. 慢性乙型肝炎防治指南(2015 更新版). 中华肝脏病杂志, 2015, 23: 888-905.

[6] European Association for the Study of the Liver. Electronic address: easloffice@easloffice. eu, Lampertico P, Agarwal K, Berg T, et al. EASL 2017 Clinical Practice Guidelines on the management of hepatitis B virus infection. J Hepatol, 2017, 67: 370-98.

[7] Shiha G, Ibrahim A, Helmy A, et al. Asian-Pacific Association for the Study of the Liver (APASL) consensus guidelines on invasive and non-invasive assessment of hepatic fibrosis: a 2016 update. Hepatol Int, 2017, 11

（1）：1-30.

［8］ Bamber J，Cosgrove D，Dietrich C，et al. EFSUMB Guidelines and Recommendations on the Clinical Use of Ultrasound Elastography. Part 1：Basic Principles and Technology. Ultraschall Med，2013，34：169-84.

［9］ Cosgrove D，Piscaglia F，Bamber J，et al. EFSUMB guidelines and recommendations on the clinical use of ultrasound elastography. Part 2：Clinical applications. Ultraschall Med Georg Thieme Verlag KG，2013，20：238-53.

［10］ Dietrich CF，Bamber J，Berzigotti A，et al. EFSUMB Guidelines and Recommendations on the Clinical Use of Liver Ultrasound Elastography，Update 2017（Long Version）. Ultraschall Med Georg Thieme Verlag KG，2017，38（4）：e16-e47.

［11］ Dietrich CF，Bamber J，Berzigotti A，et al. EFSUMB Guidelines and Recommendations on the Clinical Use of Liver Ultrasound Elastography，Update 2017（Short Version）. Ultraschall Med. Georg Thieme Verlag KG，2017，38（4）：377-394.

［12］ Shiina T，Nightingale KR，Palmeri ML，et al. WFUMB guidelines and recommendations for clinical use of ultrasound elastography：Part 1：basic principles and terminology. Ultrasound Med Biol，2015，41：1126-47.

［13］ Ferraioli G，Filice C，Castera L，et al. WFUMB guidelines and recommendations for clinical use of ultrasound elastography：Part 3：liver. Ultrasound Med Biol，2015，41：1161-79.

［14］ Barr RG，Ferraioli G，Palmeri ML，et al. Elastography Assessment of Liver Fibrosis：Society of Radiologists in Ultrasound Consensus Conference Statement. Radiology，2015，276：845-61.

［15］ Zeng J，Zheng J，Huang Z，et al. Comparison of 2-D Shear Wave Elastography and Transient Elastography for Assessing Liver Fibrosis in Chronic Hepatitis B. Ultrasound Med Biol，2017，43：1563-70.

［16］ Herrmann E，de Ledinghen V，Cassinotto C，et al. Assessment of biopsy-proven liver fibrosis by 2D-shear wave elastography：An individual patient data based meta-analysis. Hepatology，2017.［Epub ahead of print］

［17］ Thiele M，Detlefsen S，Sevelsted Moller L，et al. Transient and 2-Dimensional Shear-Wave Elastography Provide Comparable Assessment of Alcoholic Liver Fibrosis and Cirrhosis. Gastroenterology，2016，150：123-33.

［18］ Oneda M，Thomas E，Sclair SN，et al. Supersonic Shear Imaging and Transient Elastography With the XL Probe Accurately Detect Fibrosis in Overweight or Obese Patients With Chronic Liver Disease. Clin Gastroenterol Hepatol，2015，13：1502-5.

［19］ Cassinotto C，Lapuyade B，Mouries A，et al. Non-invasive assessment of liver fibrosis with impulse elastography：comparison of Supersonic Shear Imaging with ARFI and FibroScan（R）. J Hepatol，2014，61：550-7.

［20］ Leung VYF，Shen J，Wong VWS，et al. Quantitative elastography of liver fibrosis and spleen stiffness in chronic hepatitis B carriers：comparison of shear-wave elastography and transient elastography with liver biopsy correlation. Radiology，2013，269：910-8.

［21］ Bavu É，Gennisson J-L，Couade M，et al. Noninvasive in vivo liver fibrosis evaluation using supersonic shear imaging：a clinical study on 113 hepatitis C virus patients. Ultrasound Med Biol，2011，37：1361-73.

［22］ Guyatt GH，Oxman AD，Vist GE，et al. GRADE：an emerging consensus on rating quality of evidence and strength of recommendations. BMJ,2008,336:924-6.

[23] Gersak MM,Badea R,Lenghel LM,et al. Influence of Food Intake on 2-D Shear Wave Elastography Assessment of Liver Stiffness in Healthy Subjects. Ultrasound Med Biol,2016,42:1295-302.

[24] Mederacke I,Wursthorn K,Kirschner J,et al. Food intake increases liver stiffness in patients with chronic or resolved hepatitis C virus infection. Liver Int,2009,29:1500-6.

[25] Arena U,Lupor-Platon M,Stasi C,et al. Liver stiffness is influenced by a standardized meal in patients with chronic hepatitis C virus at different stages of fibrotic evolution. Hepatology,2013,58:65-72.

[26] Berzigotti A,De Gottardi A,Vukotic R,et al. Effect of meal ingestion on liver stiffness in patients with cirrhosis and portal hypertension. PLoS ONE,2013,8:e58742.

[27] Gersak MM,Sorantin E,Windhaber J,et al. The influence of acute physical effort on liver stiffness estimation using Virtual Touch Quantification(VTQ). Preliminary results. Med Ultrason,2016,18:151-6.

[28] Ferraioli G,Tinelli C,Zicchetti M,et al. Reproducibility of real-time shear wave elastography in the evaluation of liver elasticity. Eur J Radiol,2012,81:3102-6.

[29] Suh CH,Kim SY,Kim KW,et al. Determination of Normal Hepatic Elasticity by Using Real-time Shear-wave Elastography. Radiology,2014,271:895-900.

[30] Hudson JM,Milot L,Parry C,et al. Inter- and intra-operator reliability and repeatability of shear wave elastography in the liver:a study in healthy volunteers. Ultrasound Med Biol,2013,39:950-5.

[31] Zeng J,Liu GJ,Huang ZP,et al. Diagnostic accuracy of two-dimensional shear wave elastography for the non-invasive staging of hepatic fibrosis in chronic hepatitis B:a cohort study with internal validation. Eur Radiol,2014,24:2572-81.

[32] Zheng J,Guo H,Zeng J,et al. Two-dimensional Shear-Wave Elastography and Conventional US:The Optimal Evaluation of Liver Fibrosis and Cirrhosis. Radiology,2015,275:290-300.

[33] Huang Z,Zheng J,Zeng J,et al. Normal Liver Stiffness in Healthy Adults Assessed By Real-Time Shear Wave Elastography and Factors That Influence This Method. Ultrasound Med Biol,2014,40:2549-55.

[34] Wang CZ,Zheng J,Huang ZP,et al. Influence of measurement depth on the stiffness assessment of healthy liver with real-time shear wave elastography. Ultrasound Med Biol,2014,40:461-9.

[35] Ferraioli G,Tinelli C,Dal Bello B,et al. Accuracy of real-time shear wave elastography for assessing liver fibrosis in chronic hepatitis C:a pilot study. Hepatology,2012,56:2125-33.

[36] Huang ZP,Zhang XL,Zeng J,et al. Study of detection times for liver stiffness evaluation by shear wave elastography. World J Gastroenterol,2014,20:9578-84.

[37] Procopet B,Berzigotti A,Abraldes JG,et al. Real-time shear-wave elastography:applicability,reliability and accuracy for clinically significant portal hypertension. J Hepatol,2015,62:1068-75.

[38] Thiele M,Madsen BS,Procopet B,et al. Reliability Criteria for Liver Stiffness Measurements with Real-Time 2D Shear Wave Elastography in Different Clinical Scenarios of Chronic Liver Disease. Ultraschall Med,2017,38(6):648-54.

[39] Sporea I,Grădinarutaşcău O,Bota S,et al. How many measurements are needed for liver stiffness assessment by 2D-Shear Wave Elastography (2D-SWE) and which value should be used:the mean or median? Med Ultrason,2013,15:268-72.

［40］Sporea I，Bota S，Jurchis A，et al.Acoustic Radiation Force Impulse and Supersonic Shear Imaging Versus Transient Elastography for Liver Fibrosis Assessment.Ultrasound Med Biol，2013，39：1933-41.

［41］曾婕，郑剑，黄泽萍，等 . 二维剪切波成像诊断慢性乙型肝炎肝纤维化不同取值方法的对比研究 . 中国超声医学杂志，2016，32：717-20.

［42］Poynard T，Munteanu M，Luckina E，et al. Liver fibrosis evaluation using real-time shear wave elastography：applicability and diagnostic performance using methods without a gold standard. J Hepatol，2013，58：928-35.

［43］Yoon JH，Lee JM，Joo I，et al. Hepatic fibrosis：prospective comparison of MR elastography and US shear-wave elastography for evaluation. Radiology，2014，273：772-82.

［44］Zhuang Y，Ding H，Zhang Y，et al. Two-dimensional Shear-Wave Elastography Performance in the Noninvasive Evaluation of Liver Fibrosis in Patients with Chronic Hepatitis B：Comparison with Serum Fibrosis Indexes. Radiology，2016：160131.

［45］Piscaglia F，Salvatore V，Mulazzani L，et al. Ultrasound Shear Wave Elastography for Liver Disease. A Critical Appraisal of the Many Actors on the Stage. Ultraschall Med，2016，37：1-5.

［46］Coco B，Oliveri F，Maina AM，et al. Transient elastography：a new surrogate marker of liver fibrosis influenced by major changes of transaminases. J Viral Hepat，2007，14：360-9.

［47］Millonig G，Reimann FM，Friedrich S，et al. Extrahepatic cholestasis increases liver stiffness（FibroScan）irrespective of fibrosis. Hepatology，2008，48：1718-23.

［48］ Millonig G，Friedrich S，Adolf S，et al. Liver stiffness is directly influenced by central venous pressure. J Hepatol，2010，52：206-10.

［49］Bardou-Jacquet E. Effect of alcohol consumption on liver stiffness measured by transient elastography. World J Gastroenterol，2013，9：516.

4

乳腺肿物超声 E 成像临床
应用指南及专家共识

第四章

国家癌症中心 2017 年 2 月发布最新年报（来自 347 家癌症登记点）显示[1]，2013 年全国新发恶性肿瘤病例约 368 万例，比 2012 年数据增加 3%。死亡病例 218.7 万例。恶性肿瘤发病率 186/10 万，死亡率 109/10 万。乳腺癌仍然高居女性恶性肿瘤榜首，2013 年发病率 59.1/10 万（大城市）。但是，乳腺癌的死亡率已经由 2012 年的第六位降到第七位。说明早期诊断和积极有效的治疗可延长患者的生存时间。乳腺癌的发生率逐年升高，已经成为女性的第一恶性肿瘤，也成为临床诊治的研究热点之一。

超声在乳腺癌的早期诊断中日益受到重视，对于致密型腺体的人群检查，已经被推荐为与 X 线乳腺照相同等重要的地位[2-9]，成为我国乳腺癌筛查和乳腺疾病诊断的必备技术之一。二维超声以其独特的断层解剖图像，显示组织结构和病灶的断层解剖结构，为发现和诊断乳腺癌提供病灶形态、大小、边缘、内部结构、与周围组织关系的信息。彩色超声和超声造影技术的应用，对观察组织和病灶中血管的存在与否、分布规律和血流动力学具有一定的价值，帮助二维超声完成乳腺癌的诊断和鉴别。超声弹性成像技术[10-12]是利用组织的硬度不同，进行诊断和鉴别诊断的一种新的成像模式，随着研究的深入，其临床价值逐步得到大部分专家的认可，应变弹性成像的研究结果写入 2013 版 ACR BI-RADS® Ultrasound 指南[10]中，但关于剪切波成像仍需更多的临床研究。

结合我国乳腺癌发病率高、年轻化的现状，中华医学会超声医学分会组织了基于法国声科（SuperSonic Imagine，SSI）实时二维剪切波弹性成像技术的"E 成像诊断乳腺癌中国多中心研究（BE3）"，并在此研究成果的基础上，结合最新文献研究[13-32]报道，对剪切波 E 成像（SWE）的临床应用进行广泛讨论，并形成此指南意见，以期为超声同行及临床医务工作者提供最新的指导文献。

一、临床适应证

1. 乳腺实质性病灶硬度评估，用于 BI-RADS 3 类和 4A 类病例的升降类，减少不必要的穿刺；

2. 乳腺癌新辅助化疗疗效评价；

3. 乳腺非肿块区域的发现和评估。

二、检查方法及步骤（视频 5）

超声 E 成像的方法学直接影响定性、定量分析结果,掌握技巧,减少伪像,熟练操作是关键。操作者取图时间与熟练程度相关,有一定的学习曲线,根据 EFSUMB、WFUMB 关于乳腺弹性成像指南及专家共识[11-13]以及我国多中心研究经验,方法学推荐如下:

| 视频 5 | E 超乳腺操作规范演示 | |

1. 操作者培训　需至少 20 例 SWE 病例训练(A1)。

2. 需获取最佳的 B 型超声图像,包括优化深度、聚焦、增益、局部放大等条件,操作者再转换到 SWE 模式(A1),如图 4-1。

3. 保持探头垂直于皮肤表面,取样框大小设定为 4cm×3cm,若非巨大肿块,取样框尽量包含整个肿块、浅面的皮下组织及深面的胸肌结构。量程 scale 统一选择在 180kPa(A1)。

4. 避免对皮肤进行加压,以免造成压力伪像(A1),如图 4-2。

5. 若肿块向皮肤表面隆起,建议皮肤表面覆盖较多耦合剂以保证 B 型灰阶超声和弹性图像质量(A1),如图 4-3。

6. 中心频率默认在标准模式(STANDARD 模式),若肿块位置较深或者其他原因导致肿块内部彩色信号充填不佳,建议将中心频率调至穿透模式(PENETRATION 模式),以保证取样框内彩色信号的最佳充填或换成更低频的浅表探头(A1),如图 4-4。

7. 嘱患者屏气,以减少呼吸运动对图像的影响。手持探头至弹性图像保持稳定数秒后冻结,回放图像,取彩色信号充填最佳的图像进行。建议连续动态成像获取稳定图像(A1)。

8. 定量分析方法

(1) 感兴趣区域 ROI

1) 病灶的 ROI 尽量覆盖灰阶图像上肿瘤全部(适形)(A1);

2) 皮下脂肪内 ROI 放置应与病灶深度接近,且不包含纤维腺体组织(A1);

3) 尽量做到病灶与周围脂肪的 ROI 形状一致、大小一致、深度一致(A1);

4) 不均质病灶的 ROI 应该置放于结节内部,避开结节内囊性变或者钙化区域(A1)。

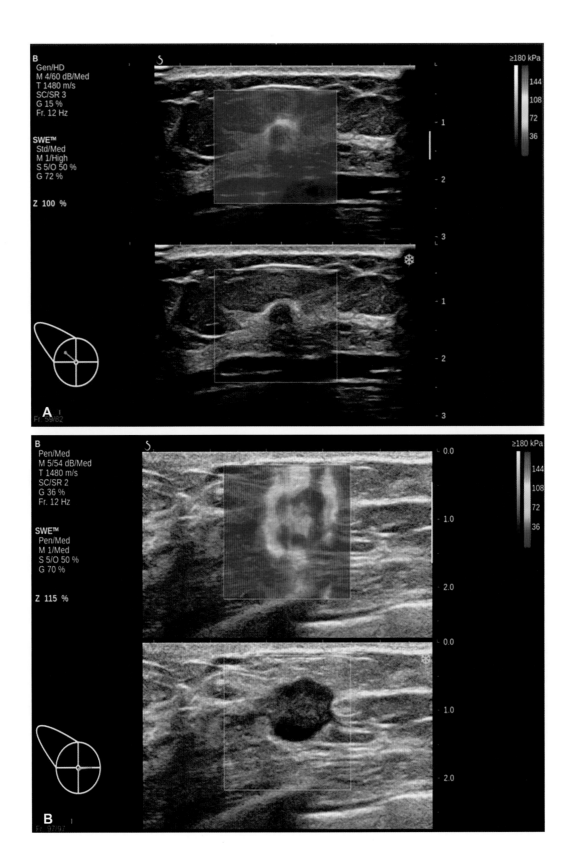

图 4-1　B 型灰阶与 SWE 图像优化

优化乳腺病灶的 B 型灰阶超声图像，再转换到 SWE 模式

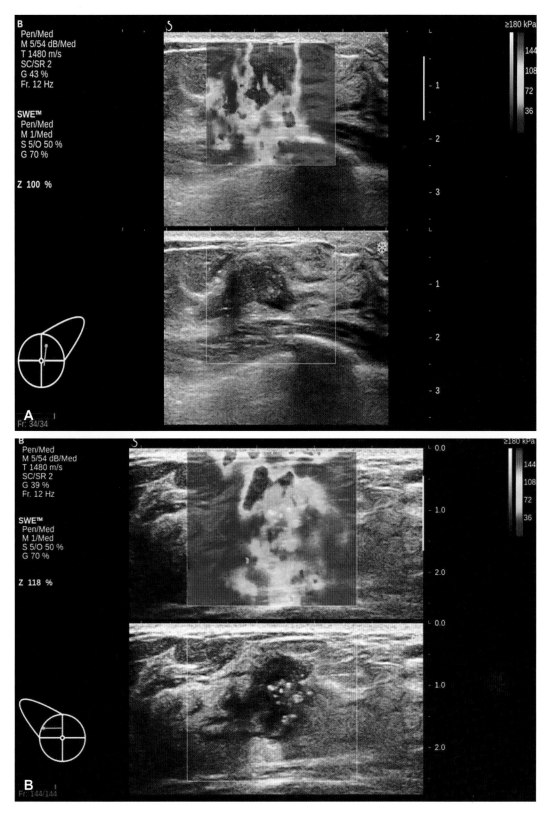

图 4-2　过度加压造成的压力伪像

与皮肤垂直的红色区域为探头施压后产生的压力伪像

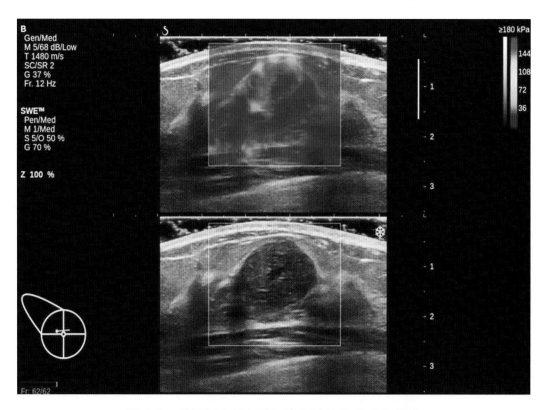

图 4-3　增加耦合剂以避免隆起性病变导致的伪像

肿块向皮肤表面隆起或非常浅表,建议皮肤表面覆盖耦合剂层来获得较高质量的 B 型超声和弹性图像

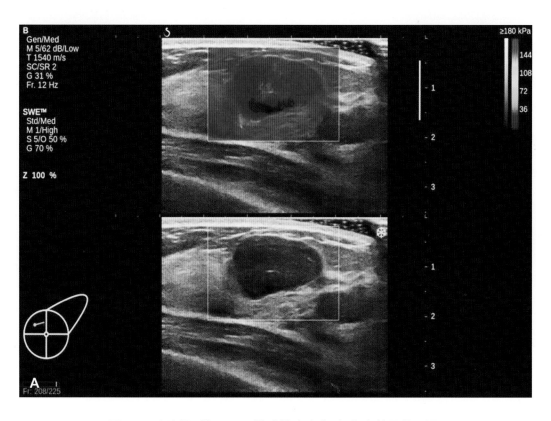

图 4-4　通过调整 SWE 模式的中心频率来改善图像质量

A. 中心频率默认为"STANDARD"模式,肿块内部彩色信号充填不佳

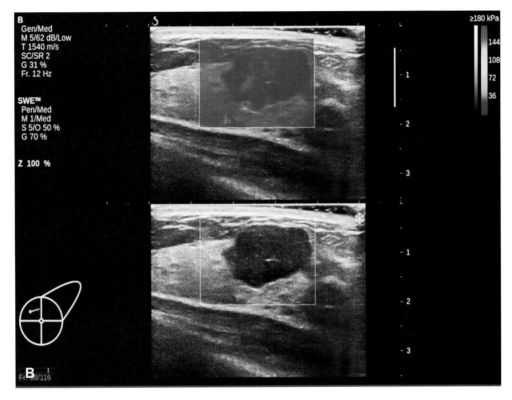

图 4-4(续)

B. 将中心频率调至"PENETRATION"模式,肿块内彩色信号充填良好

（2）选取最硬区域的方法：Q-box 应放置在病灶内最硬区域或周边的晕环区,可下调量程去判断最硬区域（A1）。

（3）同一感兴趣区需重复测量三次取平均值（A1）。

三、目前研究进展

（一）美国 BE1 多中心研究结果

2012 年美国 Berg WA 主持的一项乳腺肿物剪切波 E 成像多中心研究——BE1[14]，共入组 939 个病例,其研究结果表明：

1. 所有的剪切波 E 成像特征均可以提高 BI-RADS 分类的受试者曲线下面积,因此,SWE 使用时应该与 B 模式特征相结合,不建议单独使用。

2. SWE 对诊断最有帮助的数值是肿物的最大硬度值——Emax（Q-box）或者 5 级颜色评估。

3. 建议了积极型和保守型两套 BI-RADS 修正原则（使用不同的阈值），协助乳腺肿物更准确地进行 BI-RADS 分类，减少不必要的穿刺活检。

（1）积极型原则

1）Emax<80kPa，BI-RADS 4A 降类，进行随访；

2）Emax>160kPa，BI-RADS 3 升类，进行穿刺活检。

（2）保守型原则

1）Emax<30kPa，BI-RADS 4A 降类，进行随访；

2）Emax>160kPa，BI-RADS 3 升类，进行穿刺活检。

所有的 BI-RADS 3 类肿物如果 Emax 值高于 160kPa 或者 SWE 的彩色硬度为 5 级红色（Range 为 180kPa），可以升级为活检。这样的处理经统计可以早期多发现 4 例乳腺癌；

BI-RADS 分类为 4A 的肿物，如果硬度低（≤80kPa 或 30kPa），可以降为 3 类进行随访。相对传统超声，这样可以提高穿刺的特异性和阴性预测值。

（二）中国 BE3 多中心研究结果

2016 年常才教授、李安华教授共同主持一项中国乳腺 E 成像多中心研究（BE3），16 家中心历时 1 年时间最终纳入 2262 个乳腺病灶进行 E 成像分析，其主要结果如下：

1. 剪切波 E 成像模式具有重要的辅助诊断作用 乳腺肿物弹性图的彩色分布类型主要包括以下模式（图 4-5~ 图 4-11）：

A. 阴性（negative）；

B. 垂直亮带（vertical stripes）；

C. 硬环征（rim of stiffness）；

D. 多彩征（colored lesion）；

E. 中央缺失（void center）；

F. 马蹄征（horse shoe）；

G. 上 / 下斑点状亮带（spots above/below）。

统计学结果提示：硬环征、马蹄征、多彩病灶和中央缺失四种彩色模式均对乳腺恶性病灶具有预测价值。而斑点模式和垂直亮带与恶性不相关（表 4-1）。

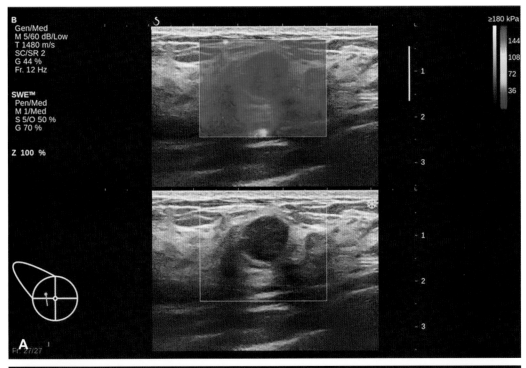

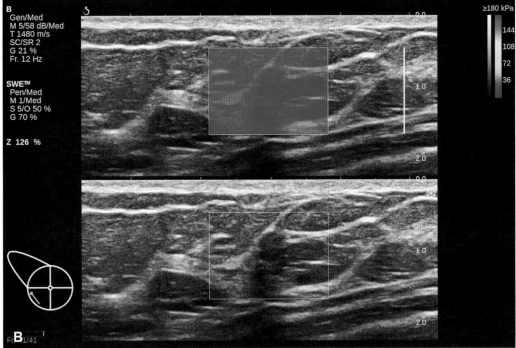

图 4-5　阴性

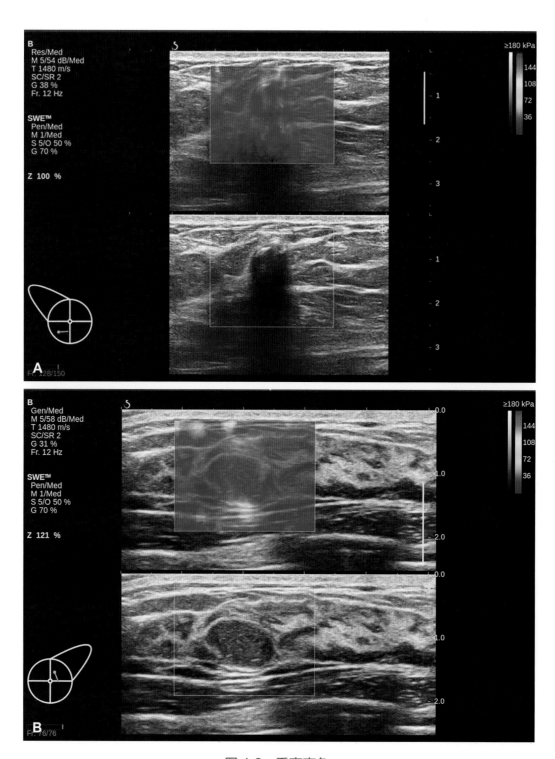

图 4-6　垂直亮色

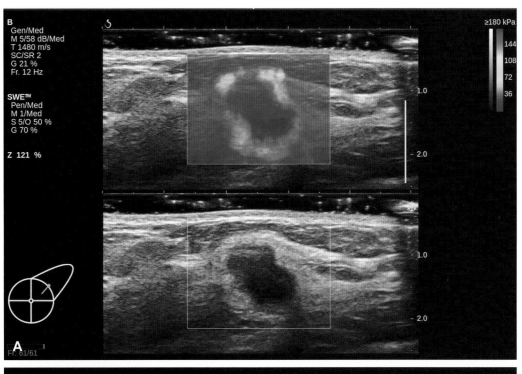

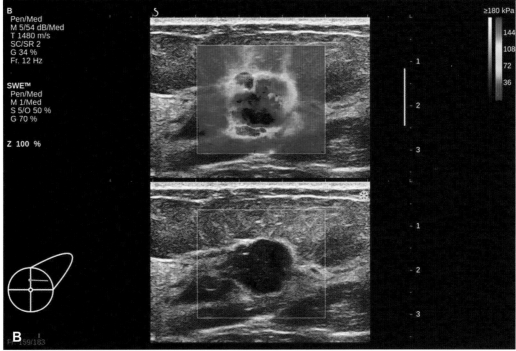

图 4-7　硬环征

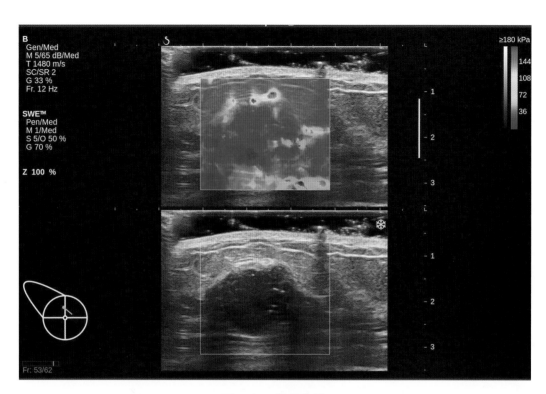

图 4-8　多彩病灶

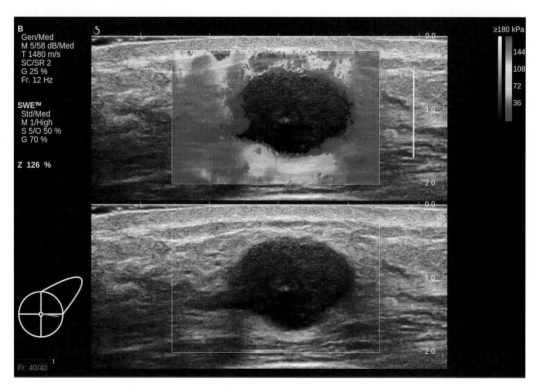

图 4-9　中央缺失

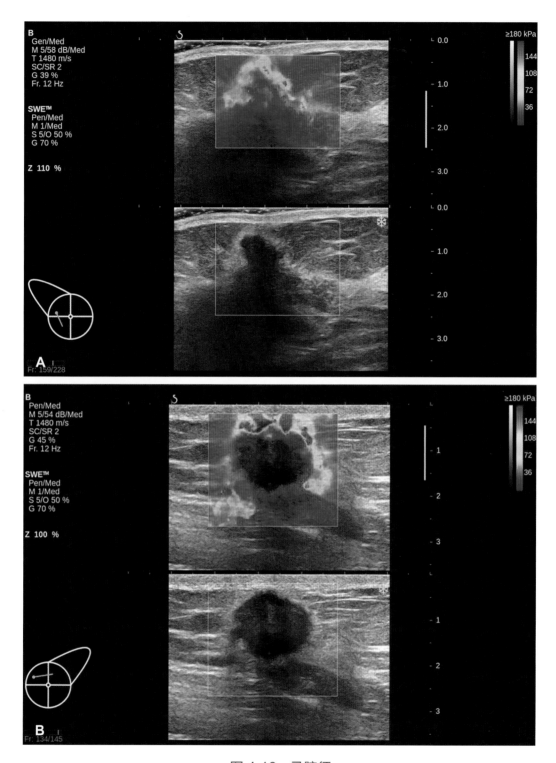

图 4-10　马蹄征

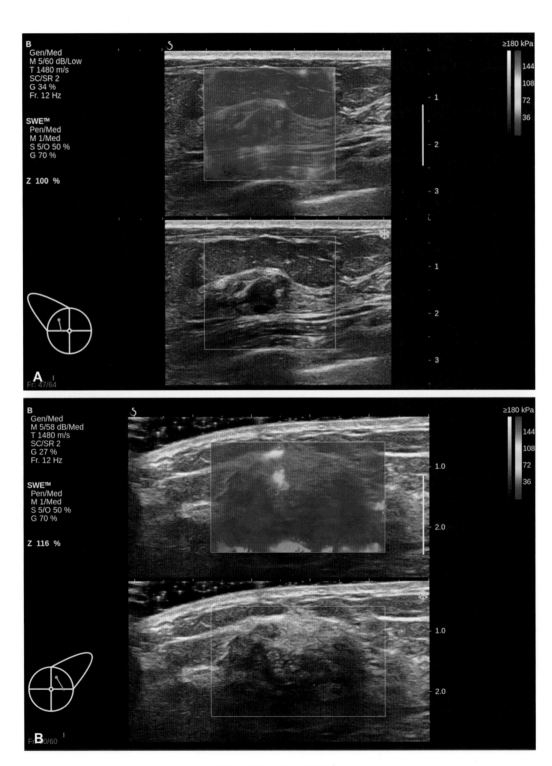

图 4-11　上 / 下斑点

表 4-1　E 成像各图像模式与良恶性的统计学关系

E 成像模式	Status	例数（%）	良性	恶性	P 值	OR 值	OR 95%CI
硬环征	无	1842（81.4）	1446（78.5）	396（21.5）	<0.0001	20.3116 $P<0.0001$	15.2228~27.1015
	有	420（18.6）	64（15.2）	356（84.8）			
马蹄征	无	2128（94.1）	1486（69.8）	642（30.2）	<0.0001	10.6088 $P<0.0001$	6.7565~16.6574
	有	134（5.9）	24（17.9）	110（82.1）			
多彩病变	无	2044（90.4）	1423（69.6）	621（30.4）	<0.0001	3.4504 $P<0.0001$	2.5895~4.5973
	有	218（9.6）	87（39.9）	131（60.1）			
中央缺失	无	2188（96.7）	1482（67.7）	706（32.3）	<0.0001	3.4486 $P<0.0001$	2.1376~5.5636
	有	74（3.3）	28（37.8）	46（62.2）			
垂直亮带	无	2143（94.7）	1416（66.1）	727（33.9）	0.0049	0.5180 $P=0.0042$	0.3301~0.8124
	有	119（5.3）	94（79.0）	25（21.0）			
上下斑点	无	2126（94.0）	1424（67.0）	702（33.0）	0.4209	1.1794 $P=0.3692$	0.8227~1.6906
	有	136（6.0）	86（63.2）	50（36.8）			

2. 诊断阈值　BE3 研究得出的中国人群乳腺剪切波 E 成像定量参数诊断乳腺病灶良恶性的阈值分别为：Emax=60kPa，Emean=24.7kPa，Eratio=5.4，Esd=11.2kPa。

3. SWE 联合传统超声 BI-RADS 分类的诊断价值　传统超声诊断乳腺病灶良恶性的敏感度、特异度、阳性预测值（PPV）和阴性预测值（NPV）分别为 97.5%、54.8%、51.7% 和 97.8%。

按照欧美 BE1 研究提出的保守型和激进型规则联合诊断：

1. 保守型　传统超声评估为 BI-RADS 4A 类的病灶若 Emax≤30kPa 则调整为 BI-RADS 3 类，BI-RADS 3 类的病灶若 Emax≥160kPa 则调整为 BI-RADS 4A 类，敏感度、特异度、PPV 和 NPV 分别变为 96.9%（P=0.2891），66.1%（P<0.0001），58.7%（P=0.0004）和 97.7%（P=0.8832）。

2. 激进型　传统超声评估为 BI-RADS 4A 类的病灶若 Emax≤80kPa 则调整为 BI-RADS 3 类，BI-RADS 3 类的病灶若 Emax≥160kPa 则调整为 BI-RADS 4A 类，特异度显著提高至 86.4%（P<0.0001），敏感度则将为 91.5%（P<0.0001），PPV 和 NPV 变为 91.5%（688/752）（P<0.0001）和 95.3%（688/893）（P=0.005）。

按照中国 BE3 研究提出的保守型和激进型规则联合诊断：

1. 在 BE3 研究中，Emax≥50kPa 的 BI-RADS 3 类病灶恶性率高于 2%，Emax≤40kPa 的 BI-RADS 4A 病灶恶性率低于 10%，因此 BE3 研究根据以上结果重新调整 BI-RADS 分类——

传统超声评估为 BI-RADS 4A 类的病灶若 Emax≤40kPa 调整为 BI-RADS 3 类,BI-RADS 3 类的病灶若 Emax≥50kPa 则调整为 BI-RADS 4A 类,特异度升高至 68.7%($P<0.0001$),敏感度则保持在 97.5%。

2. 传统超声评估为 BI-RADS 3 类的病灶中有 60%(6/10)联合剪切波 E 成像诊断后被升级到活检组,其中 5 个病灶病理证实为恶性,从而提高敏感度;传统超声假阳性的病灶中有 72.7%(72/99)联合 SWE 后降级为随访,而仅 9.8%(39/400)的良性病灶被升级为活检,因为整体提高了特异度;通过联合 SWE,BI-RADS 3 类的病灶恶性率从 2.4% 下降至 1.1%,BI-RADS 4A 病灶的 PPV 则从 9.2% 提高到 18.5%。

(三) 其他单中心临床研究结果

一组对 158 例患者的临床研究中,学者 Chang[24] 等发现恶性组的平均弹性值(153±58)kPa 显著高于良性组(46±43)kPa($P=0.0001$)。使用最佳截点 80kPa(5.2m/s),其敏感性及特异性分别为 88.8%、84.9%,ROC 曲线下面积常规超声为 0.898,剪切波 E 成像为 0.932,两者联合为 0.982。另一组 48 个乳腺病灶的研究中,学者 Athanasiou 等[32] 统计的弹性值与 Chang 等研究结果类似,良性病灶为(45±41)kPa,恶性病灶为(147±40)kPa($P=0.001$)。该研究认为 SWE 能降低良性病灶的穿刺率。学者 Evans 等[23] 的研究提示,剪切波 E 成像的敏感性和特异性分别为 97% 和 83%,优于常规超声(87%~78%)。他们提出 50kPa(4.1m/s)作为平均弹性值的截点,并指出这项技术高度可重复性。

关于 SWE 图像模式的研究,Evans[23] 和 Tozaki[31] 首次提出"硬环征"提示恶性病灶,国内学者 Zhou 等[22] 对 193 例患者进行评估,指出"硬环征"能提高乳腺良恶性病灶的鉴别诊断能力。

推荐意见

1. B 型灰阶超声是基础,目前暂不建议抛开标准的灰阶图像单独使用超声弹性成像,推荐综合诊断方法(A1)。

2. 对 SWE 显示良性特征的 BI-RADS 3 类或者 4A 的病例进行降类是合理的,但降类不推荐用于 4B、5 类的病例。如果 B-RADS 3 类的病例具有恶性的弹性特征,病灶可升类进行穿刺活检;如果灰阶超声或其他影像学提示 BI-RADS 2 类(如脂肪坏死),不能应用弹性成像进行提类(A1)。

3. 如果病灶非常表浅(皮下 3mm 以内)或者病灶太大超过取样框显示范围时不推荐使用超声弹性成像(A2)。

四、超声弹性成像技术的局限性

1. 剪切波成像作为一种新的超声技术仍处于起步的初期,信号检测的敏感性、准确性和应用范围均在探索阶段。在乳腺疾病的应用是相对成熟的。

2. 目前剪切波成像技术依托在二维超声基础上,获取的硬度病灶因信息不具备独立完成超声诊断的价值。是辅助二维超声进行诊断和鉴别的,价值类同彩色超声、三维超声和超声造影,如果二维超声诊断已经明确,可以考虑不应用弹性成像。

3. 剪切波成像技术并不适用所有疾病的诊断。

4. 不同设备,由于技术的不同,弹性成像对人为的依赖性不同,结果可能有差异。迄今为止,没有对比研究证实哪种弹性成像技术优于其他。因此,乳腺肿物相关的弹性成像技术需要进一步深入研究和探讨。

参考文献

[1] CHEN WQ. Report of Cancer Incidence and Mortality in China, 2013. China Cancer, 2017, 39(9): 701-706.

[2] Berg WA, Blume JD, Cormack JB, et al. Combined screening with ultrasound and mammography vs mammography alone in women at elevated risk of breast cancer. JAMA, 2008, 299: 2151-2163.

[3] Nothacker M, Duda V, Hahn M, et al. Early detection of breast cancer: benefits and risks of supplemental breast ultrasound in asymptomatic women with mammographically dense breast tissue. A systematic review. BMC Cancer, 2009, 9: 335.

[4] Mandelson MT, Oestreicher N, Porter PL, et al. Breast density as a predictor of mammographic detection: comparison of interval and screen detected cancers. J Natl Cancer Inst, 2000, 92: 1081-1087.

[5] Kolb TM, Lichy J, Newhouse JH. Comparison of the performance of screening mammography, physical examination, and breast US and evaluation of factors that influence them: an analysis of 27,825 patient evaluations. Radiology, 2002, 225: 165-175.

[6] Dai H, Yan Y, Wang P, et al. Distribution of mammographic density and its influential factors among Chinese women. Int J Epidemiol, 2014, 43: 1240-1251.

[7] Mariapun S, Li J, Yip CH, et al. Ethnic differences in mammographic densities: an Asian cross-sectional study. PLoS One, 2015, 10: e117568.

[8] Ohuchi N, Suzuki A, Sobue T, et al. Sensitivity and specificity of mammography and adjunctive ultrasonography to screen for breast cancer in the Japan Strategic Anti-cancer Randomized Trial (J-START): a randomised controlled trial. Lancet, 2016, 387: 341-348.

[9] Shen S, Zhou Y, Xu Y, et al. A multi-centre randomised trial comparing ultrasound vs mammography for

screening breast cancer in high-risk Chinese women. Br J Cancer, 2015, 112:998-1004.

[10] Mendelson EB, Böhm-Vélez M, Berg WA, et al. ACR BI-RADS® Ultrasound. In: ACR BI-RADS® Atlas, Breast Imaging Reporting and Data System. Reston, VA, Ame Colleg Radiol, 2013, 53(9):1689-99.

[11] Itoh A, Ueno E, Tohno E, et al. Breast disease: clinical application of US elastography for diagnosis. Radiology, 2006, 239:341-350.

[12] Lee SH, Chang JM, Cho N, et al. Practice guideline for the performance of breast ultrasound elastography. Ultrasonography, 2014, 33:3-10.

[13] Cosgrove DO, Berg WA, Dore CJ, et al. Shear wave elastography for breast masses is highly reproducible. Eur Radiol, 2012, 22:1023-1032.

[14] Berg WA, Cosgrove DO, Dore CJ, et al. Shear-wave elastography improves the specificity of breast US: the BE1 multinational study of 939 masses. Radiology, 2012, 262:435-449.

[15] Gweon HM, Youk JH, Son EJ, et al. Clinical application of qualitative assessment for breast masses in shear-wave elastography. Eur J Radiol, 2013, 82:e680-e685.

[16] Klotz T, Boussion V, Kwiatkowski F, et al. Shear wave elastography contribution in ultrasound diagnosis management of breast lesions. Diagn Interv Imaging, 2014, 95:813-824.

[17] Lee SH, Chang JM, Kim WH, et al. Added value of shear-wave elastography for evaluation of breast masses detected with screening US imaging. Radiology, 2014, 273:61-69.

[18] Yoon JH, Ko KH, Jung HK, et al. Qualitative pattern classification of shear wave elastography for breast masses: how it correlates to quantitative measurements. Eur J Radiol, 2013, 82:2199-2204.

[19] Mu WJ, Zhong WJ, Yao JY, et al. Ultrasonic Elastography Research Based on a Multicenter Study: Adding Strain Ratio after 5-Point Scoring Evaluation or Not. PLoS One, 2016, 11:e148330.

[20] Hao SY, Ou B, Li LJ, et al. Could ultrasonic elastography help the diagnosis of breast cancer with the usage of sonographic BI-RADS classification? Eur J Radiol, 2015, 84:2492-2500.

[21] Zhi H, Ou B, Xiao XY, et al. Ultrasound elastography of breast lesions in chinese women: a multicenter study in China. Clin Breast Cancer, 2013, 13:392-400.

[22] Zhou J, Zhan W, Chang C, et al. Breast lesions: evaluation with shear wave elastography, with special emphasis on the "stiff rim" sign. Radiology, 2014, 272:63-72.

[23] Evans A, Whelehan P, Thomson K, et al. Quantitative shear wave ultrasound elastography: initial experience in solid breast masses. Breast Cancer Res, 2010, 12:R104.

[24] Chang JM, Moon WK, Cho N, et al. Clinical application of shear wave elastography (SWE) in the diagnosis of benign and malignant breast diseases. Breast Cancer Res Treat, 2011, 129:89-97.

[25] Lee EJ, Jung HK, Ko KH, et al. Diagnostic performances of shear wave elastography: which parameter to use in differential diagnosis of solid breast masses? Eur Radiol, 2013, 23:1803-1811.

[26] Garra BS, Cespedes EI, Ophir J, et al. Elastography of breast lesions: initial clinical results. Radiology, 1997, 202:79-86.

[27] Barr RG. Shear wave imaging of the breast: still on the learning curve. J Ultrasound Med, 2012, 31:347-350.

[28] Moon WK, Huang CS, Shen WC, et al. Analysis of elastographic and B-mode features at sonoelastography for breast tumor classification. Ultrasound Med Biol, 2009, 35:1794-1802.

[29] Park J, Woo OH, Shin HS, et al. Diagnostic performance and color overlay pattern in shear wave elastography (SWE) for palpable breast mass. Eur J Radiol, 2015, 84:1943-1948.

[30] Ko KH, Jung HK, Kim SJ, et al. Potential role of shear-wave ultrasound elastography for the differential

diagnosis of breast non-mass lesions：preliminary report. Eur Radiol，2014，24：305-311.

［31］ Tozaki M，Fukuma E. Pattern classification of ShearWave Elastography images for differential diagnosis between benign and malignant solid breast masses. Acta Radiol，2011，52：1069-1075.

［32］ Athanasiou A，Tardivon A，Tanter M，et al.Breast lesions：quantitative elastography with supersonic shear imaging-preliminary results. Radiology，2010，256（1）：297-303.

第四章

乳腺肿物超声 E 成像临床应用指南及专家共识

超声 E 成像
临床应用指南

Chinese Guidelines and Recommendations
on the Clinical Use of Ultrasound Elastography

5

甲状腺结节已成为常见病、多发病,医务人员和社会对其关注度日益增加。流行病学显示,在碘充足地区,男性、女性分别有 1% 和 5% 可触及甲状腺结节,而高频超声检查检出率更高达 19%~68%[1],其中大约 7%~15% 为甲状腺癌。甲状腺癌是最常见的内分泌恶性肿瘤,占全部恶性肿瘤的 1%~2%,并且发病率在全球范围内呈明显上升趋势。在过去的三十年中,美国甲状腺癌发病率增长至以前的 2.4 倍,我国则增长速度更快,达到 300%~400%,是增加速率最快的恶性肿瘤之一[2]。如何从甲状腺结节中准确判别甲状腺癌,进而拟定合理的临床治疗方案,避免过度治疗,提高患者生活质量及生存率是临床面对的课题。

高分辨率超声被公认为甲状腺结节首选的检查方法,而基于结节的超声特征进行细针穿刺(fine needle aspiration,FNA)细胞学检查是多个指南推荐的诊断方法[3]。但由于甲状腺良、恶性结节常规超声表现复杂,图像特征存在一定的交叉重叠,降低了常规超声的诊断效能,文献报道其判断结节良恶性的敏感性区间在 26%~87%,特异性区间在 53%~93%,无法满足临床需求,仍然需要开发及应用新的超声成像技术,以对传统的超声成像形成补充。

超声 E 成像技术是近年来发展起来的一个新兴成像技术,能通过组织间的硬度差异区别病灶的良恶性,为甲状腺结节良恶性鉴别诊断提供了新方法,并已被美国甲状腺学会(ATA)、临床内分泌医师学会(AACE)、美国内分泌学院(ACE)以及意大利临床内分泌协会(AME)等推荐为甲状腺结节性质评估的重要手段[4-5]。欧洲超声联合会(EFSUMB)和世界超声联合会(WFUMB)前后发表了弹性成像临床应用指南或专家共识[6-8],肯定了其在甲状腺结节良恶性评估中的价值,同时也明确指出,应用弹性成像评估甲状腺结节性质,并不能取代常规超声检查,仅能作为其补充手段,并且由于颈部解剖结构的特殊性,需考虑结节位置因素对弹性成像效果的影响。

针对以上现状,结合我国的实际情况,中华医学会超声医学分会组织了基于声科影像(SuperSonic,SSI)二维实时剪切波弹性成像技术(SWE)的"评估 E 成像(SWE)诊断中国人群甲状腺结节的效能的前瞻性多中心研究"。在此研究成果的基础上,结合最新文献研究报道,对超声 E 成像的临床应用进行广泛讨论并形成此共识,以期为超声同行及临床医务工作者提供参考。

一、技术分类及原理简介

根据原理及成像方式不同把超声弹性成像分为应变成像(SE)和剪切波成像(SWE)。SE 多是利用探头对目标组织加压使其产生一定的形变。形变大的组织较软,形变小的组织较硬。根据产生形变的大小进行编码成像,即实现了应变弹性成像,它是一种定性或半定量的方法,无法直接给出组织的杨氏模量。SWE 的基本原理是通过超声换能器自身发射聚焦声脉冲作用于组织感兴趣区,使其产生瞬时的微米级位移,继而形成横向剪切波,仪器再通过超高速成像系统采集剪切波,计算出横向剪切波速度或杨氏模量值,从而对组织硬度进行评估[9],杨氏模量值越大,组织越硬,属于定量方法(图 5-1)。

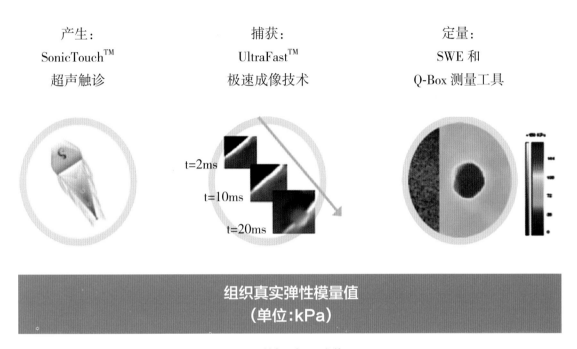

产生:
SonicTouch™
超声触诊

捕获:
UltraFast™
极速成像技术

t=2ms
t=10ms
t=20ms

定量:
SWE 和
Q-Box 测量工具

组织真实弹性模量值
(单位:kPa)

图 5-1　剪切波 E 成像原理

　　SWE 作为最具代表性的一种剪切波弹性成像方法,与其他应变弹性成像技术相比较,它的优势在于:①操作者的主观依赖性小,可重复性较好;②可定量测量组织的硬度值(剪切波速度 / 杨氏模量);③适用于较大结节或多发结节的硬度测量[10];④甲状腺可测量的杨氏模量量程大,最高可达 300kPa;⑤提供的定量参数较多,如平均值(Emean)、最大值(Emax)、最小值(Emin)、SD 值(Esd),可同时测量剪切波速度和杨氏模量。不足之处:①检查时应避免探头加压,以免增加目标组织的测量数值[11-12];②操作者需具有一定的培训及操作经验[13];③因为皮肤和较硬气管的影响,SWE 在对峡部结节的测量时存在困难[7];④在囊性或粗大钙化结节中易造成假阳性。

二、检 查 方 法

（一）检查前准备

患者检查前无须特殊准备[6]，嘱患者去枕平卧于检查床，充分暴露颈部，勿过曲或过伸。

（二）操作者培训

虽然研究报道SWE测量结果的可重复性较好，但为得到可靠的结果需要操作者需具有一定的经验[7]。因此我们推荐对于经验较少的初级医生，需要经过SWE和病例报告的培训，并在培训工程师的监督下独立完成至少5例病例的完整采集和病例报告的书写，有助于提高测量结果的可靠性。

（三）仪器条件设置

选用具有剪切波E成像功能的法国声科Aixplorer设备（SuperSonic Imaging SA）和高频线阵探头。一般建议普通超声检查时采用频率较高的线阵探头SL15-4（灰阶超声频率范围7.5~15MHz；多普勒超声频率范围5~9MHz）。而在行SWE检查时则采用频率较低的线阵探头SL10-2（灰阶超声频率范围2~10MHz；多普勒超声频率范围3.8~6.4MHz）。SWE检查时仪器设置主要包括对弹性增益、弹性量程、感兴趣区、测量取样框（Q-box）等进行调节。依据文献报道及我们的经验，在对甲状腺疾病进行评估时，建议弹性增益70%~80%、弹性量程0~100kPa、感兴趣区需包含整个结节和部分周边正常甲状腺组织，Q-box避开囊性部分、粗大钙化及填充缺损区。常规选用标准模式（STD模式），结节位置较深时可选用穿透模式（PEN模式）。

（四）检测方法

1. B型灰阶超声 在检查时，患者取平卧位，充分暴露颈部，先行常规超声检查确定病灶，并调节频率、聚焦、深度和增益等使图像质量调至最佳，并尽量将病灶放于图像中央，大小适中（图5-2A）。探头轻放于甲状腺表面，涂抹足够耦合剂，让患者保持体位不动，无过度后仰或转向，嘱患者屏气。

2. 实时SWE 为克服颈动脉搏动对剪切波测量的影响，常规选用纵断面启用SWE模式。选定和调节感兴趣区,感兴趣区需覆盖整个病灶和部分正常甲状腺组织,建议感兴趣区长径是结节的 2~3 倍,感兴趣区上缘距离皮肤大于 1cm,下缘深度不超过 4cm。静置图像稳定 2~3 秒后冻结保存(图 5-2B)。

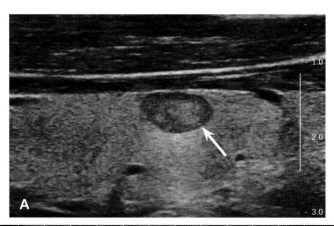

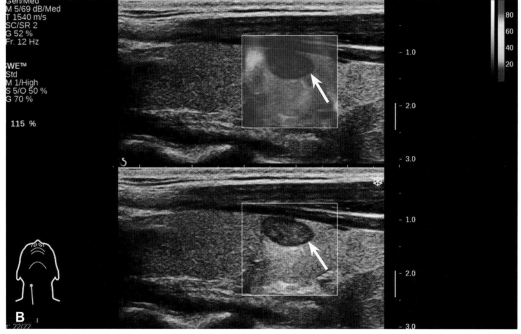

图 5-2　B 型灰阶超声与 E 成像采集图像示例
A. 灰阶超声;B. E 成像

3. 图像保存后测量　使用 Q-Box 测量结节杨氏模量,Q-Box 尽量包住整个结节,不包含周边组织(图 5-3A);使用杨氏模量比(Q-Box Ratio)定量工具测量杨氏模量,Q-Box 直径调节为 2mm,将第一个 Q-Box 放置在肿物内最硬的区域,将第二个 Q-Box 放置在肿物之外的周围正常组织作为参照(推荐尽量取同深度的正常甲状腺组织)(图 5-3B)。

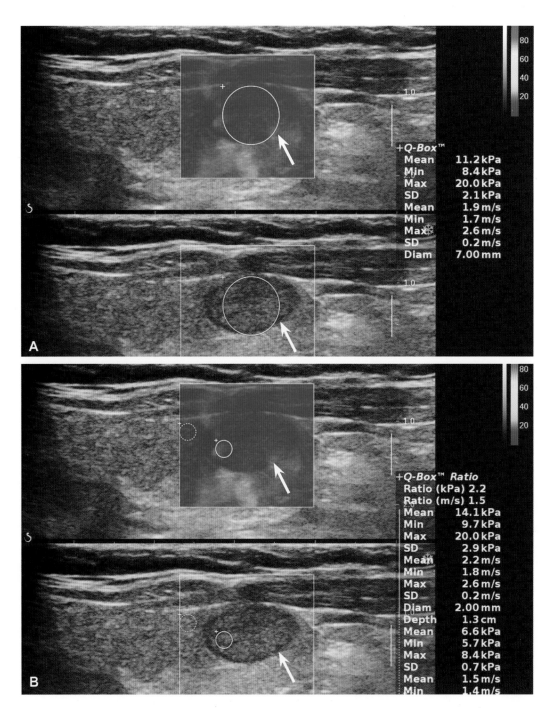

图 5-3　E 成像定量测量方法示例

A. 结节测量（平均值、最大值、最小值、方差）；B：Q-Box Ratio 测量，第一个 Q-Box 放在结节最硬的位置，第二个 Q-Box 放在对照的甲状腺组织

（五）检测次数

依据多个研究者的经验，检测 10 次后获得的中位数较为准确。而我们多中心研究及 Sporea 等[14] 采用 5 次的检测方法也获得了较好的结果。因此，检查过程中可取 5~10 次的

检查结果。常规在纵断面上测量,因为纵断面上受颈动脉搏动影响较小。亦可同时在横断面测量。

(六)质量控制

进行实时 E 成像操作时,应涂抹足够的耦合剂,探头尽量不施压轻放于体表病灶区。冻结图像时应嘱患者屏气,静置图像稳定时间大于 2 秒。图像稳定 2 秒以上,无明显的压力伪像或其他可控外界干扰为成功获取图像的标准(图 5-4)。感兴趣区内色彩无彩色、出现大量杂色为不成功。操作过程中应遵循操作规范,尽量获取稳定可靠的弹性图像。图像质量除与操作者的不当操作及患者配合差之外,还与结节的性质(恶性肿瘤)、结节内部成分(囊性变、钙化)、位置较深、靠近气管等多种因素相关。

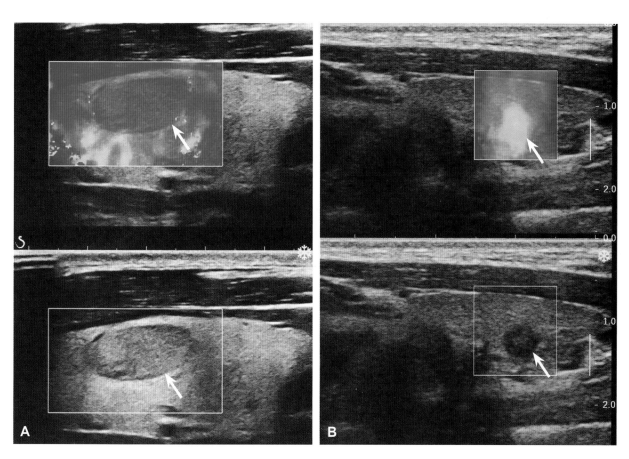

图 5-4 质量合格的图像

质量合格的图像需满足以下条件:

1. 机器参数调节恰当;

2. 成像时患者屏住呼吸、不活动;

3. 操作者将探头垂直轻放于颈部,不加压,操作过程中手保持不动(图 5-5);

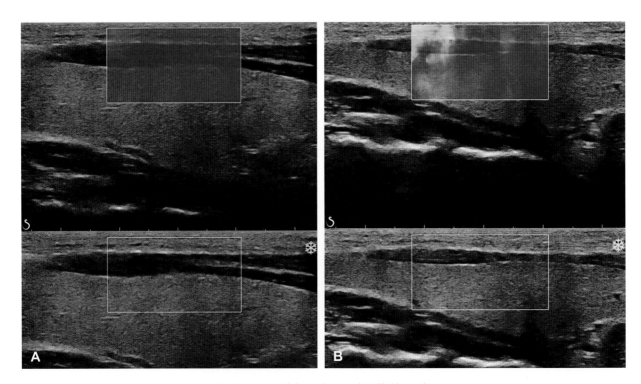

图 5-5　探头加压与否对图像的影响
A.未加压,图像均匀;B.探头加压,压力伪像

4. 取样框大小合适:包含整个结节及部分正常组织,结节横径占 1/3~1/2,勿过深或过浅(图 5-6);

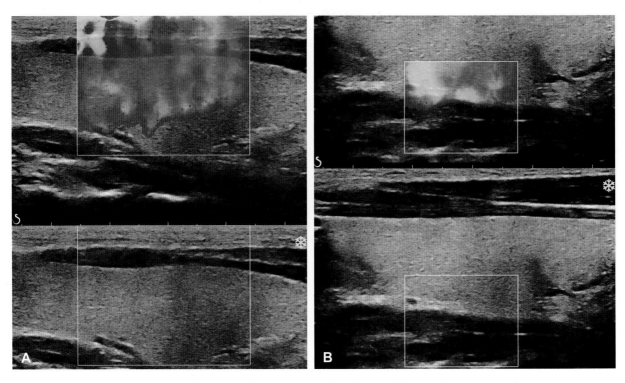

图 5-6　取样框大小和深度调节对图像的影响
A.取样框过大;B.取样框过深

5. 前后场均匀,图像稳定,无压力伪像。

(七) 检查技巧及注意事项(视频6)

视频6	E 超甲状腺操作规范演示	

SWE 是在普通超声检查的基础上进行,剪切波弹性与灰阶超声图像质量具有相关性。因此要得到好的弹性图像,首先要获得清晰的普通二维超声模式图像。操作过程中探头垂直皮肤表面放置,探头成角度会导致探头轻微移动影响成像质量。检测部位、检测深度以及颈部血管搏动等均可影响检测结果的准确性。一般采用纵向扫查,取受颈部动脉血管搏动影响较小的断面,启用 SWE 模式。另外当用高频线阵探头对甲状腺进行检查时,SWE 可获取准确测量值的深度最大为 4~5cm,过深的结节因声脉冲波衰减,横向剪切波信号较弱,无法准确测量,不适合用此方法检查。值得一提的是,目前对所有的供应商来说,SWE 的聚焦区域是不能由操作者进行自行调节的。系统会为感兴趣区或观察区自动选择正确的聚焦区域,并呈现在图像上用于 SWE 测量。

多数 SWE 研究使用结节的最大值、平均值等定量的硬度值来对结节进行评价。或通过与结节周围正常甲状腺组织或肌肉作对照,计算 Ratio 值。值得注意的是通过 SWE 计算的 Ratio 值,单位 m/s 和 kPa 获得数值不同。

推荐意见

1. 对于初学的操作者而言,需要至少经过 5 例操作培训(A1)。

2. 取样框需包含整个结节和部分周边正常甲状腺组织,Q-box 放置于病灶内,注意避开病灶囊性和钙化区(A1)。

3. SWE 检查时,探头垂直轻放于甲状腺表面,涂抹足够的耦合剂。让患者保持体位不动,无过度后仰或转向。先调节普通灰阶超声使图像质量最佳。然后屏气在纵切面启用 SWE 模式,选定感兴趣区,再选择合适的 Q-Box,系统自动算出病灶的杨氏模量或剪切波速度值(最大者、最小值、平均值以及标准差)(A1)。

4. 检测 5~10 次后获得的中位数较为准确(A1)。

5. 检测成功判断:近场无明显的压迫伪像为成功。感兴趣区内无彩色填充、图像不稳定为不成功(A1)。

6. 图像质量除与操作者的不当操作及患者配合差之外,还与结节的性质(良恶性)、内部成分(囊性,钙化)、位置较深、靠近气管等因素相关(A1)。

三、剪切波 E 成像在甲状腺结节中的应用

(一)甲状腺结节良恶性鉴别诊断

1. 诊断效能 在以 "shear wave elastography + thyroid" 为关键词进行文献检索的一篇综述中报道了 6 篇 Meta 分析的结果[15-20]。这 6 篇 Meta 分析共纳入超过一万例甲状腺结节,其中可能存在较多重叠的研究。研究结果显示,SWE 用于甲状腺良恶性鉴别的敏感性为 0.79~0.86,特异性为 0.84~0.90。所有的研究结果均显示,SWE 是二维超声鉴别诊断甲状腺结节良恶性的补充手段,并且可能有助于需要进行手术的甲状腺结节病人的筛选。但最近 Nattabi 等人[21]在一篇 Meta 分析(包含 2139 个病人 2851 个结节,良性 1759 个,恶性 1092 个)中发现,SWE 的敏感性、特异性和曲线下面积分别仅为 0.66(95% CI:0.64~0.69),0.78(95% CI:0.76~0.80)和 0.851,提示关于 SWE 在甲状腺的诊断价值可能还需要进一步探讨。

推荐意见

7. SWE 用于甲状腺结节鉴别诊断,具有较好的敏感性和特异性(A1)。

8. SWE 的结果有助于需要进行手术的甲状腺结节病人的筛选(B2)。

9. SWE 可作为常规超声的补充检查方法(A1)。

2. 超声 SWE 技术重复性情况评估 多个研究团队系统性评估了 SWE 技术在甲状腺疾病诊断中的重复性情况,Veyrieres 等[22]研究通过对 102 个病灶的 SWE 的值进行评估,所得操作者之间的相关系数也为 0.97。因此,其操作者之间和操作者自身的可重复性较高。

推荐意见

10. SWE 的操作者之间和操作者自身的可重复性高(A1)。

3. 诊断阈值 Veyrieres 等[22]研究显示,剪切波 E 成像作为甲状腺良恶性病灶鉴别诊断的最佳截断值为 66kPa(4.70m/s),其灵敏度和特异度分别为 80%(95% CI:62.5~90.9%)和

90.5%（95% CI:86.1~93.6%）。Park 等[23]的研究结果指出,Emean≥85kPa 和 Emax≥94kPa 是甲状腺恶性结节的独立预测因子,与普通灰阶超声联合应用可提高诊断灵敏度(灵敏度分别提高到 95.0% 和 95.0%)。Sebag 等[24]对 93 例患者 146 个甲状腺结节的普通超声评分系统与 SWE 特征进行比较,研究结果表明二者联合评估,较单用普通灰阶超声诊断的敏感性由 51.9% 提高到 81.5%,诊断的特异度均为 97.0%,表明 SWE 在结节的良恶性鉴别诊断方面发挥着重要的作用。最近,Dobruch-Sobczak 等[25]在一个双中心的研究中,认为 Emax 是最有鉴别诊断意义的一个指标,其 OR 值为 2.96;当截断值为 67.0kPa 时,诊断灵敏度和特异度分别为 42.0% 和 88.2%。

应该指出的是,目前尚缺乏前瞻性多中心研究的结果,因此上述结果还需慎重看待。根据我们 ThyE 多中心 844 个甲状腺结节的初步结果(其中良性结节 435 个,恶性结节 409 个),当采用 Emax 时,截断值是 46.1kPa,敏感性 66.3%,特异性 74.0%;当采用 Emean 时,截断值是 27.7kPa,敏感性 51.8%,特异性 82.5%;当采用 E_{SD} 时,截断值是 5.8 kPa,敏感性 79.0%,特异性 57.5%。以上结果对我们有以下几个提示:第一,单独 SWE 诊断性能并不十分突出,须结合普通超声结果来综合分析;第二,在多个定量指标中,有些敏感性高,有些特异性高,应该根据不同的需要有选择性地应用,而不是仅仅应用其中一个指标。

推荐意见

　　11. SWE 诊断甲状腺癌的理想截断值建议采用剪切波速度最大值或杨氏模量最大值,分别为 3.4~4.7m/s 或 40~60kPa(B2)。

(二) 在 FNA 细胞学不确定的结节中的应用

FNA 结果推荐采用 Bethesda 分类。其中 3 类是指意义不明的滤泡性病变或非典型病变(AUS/FULS),4 类指滤泡性肿瘤或可疑滤泡性肿瘤(FN/SFN),这两类结节统称为不确定结节。不确定结节中相当一部分为恶性,且恶性率在不同单位差别较大,给临床上带来了很大的困扰。针对此类结节的处理有重复穿刺、分子检测或诊断性手术等,效果均不尽如人意。Samir 等[26]首先采用 SWE 研究了 35 个不确定结节(16 例 AUS/FLUS,19 例 FN/SFN),以 22.3kPa 作为截断值,AUC 为 0.81,敏感性和特异性分别为 82% 和 88%,因此认为 SWE 对于 FNA 细胞学不确定的结节具有良好的诊断价值。最近,Bardet 等[27]发表的前瞻性双中心研究纳入 131 个直径 >15mm 的 FNA 不确定的结节(Bethesda 3 类和 4 类),结果发现良性结节和恶性结节的杨氏模量值无明显差异(平均值:20.2 kPa vs.19.6kPa,最大值 34.3kPa vs. 32.5kPa,Ratio 值 1.57 vs.1.38,P 均 >0.05)。因此,目前 SWE 对于 FNA 不确定结节的诊断性能结果不一,还需进一步研究。

12. 实时 SWE 有可能用于 FNA 细胞学不确定的结节的危险分层(B2)。

(三)预测腺外浸润 / 颈部淋巴结转移

SWE 同样可以用于预测甲状腺癌的腺外浸润和颈部淋巴结转移。Park 等[28]研究了 208 个甲状腺乳头状癌的杨氏模量,试图用 SWE 来判断腺外浸润情况。多因素分析发现甲状腺癌腺外浸润与 Emean、Emax、Emin 相关,因此认为 SWE 可作为补充甲状腺癌腺外浸润的方法。另外一组资料[29]研究了 363 例甲状腺乳头状癌病人中 SWE 用于预测颈部淋巴结转移情况,结果发现 Emean、Emax 与中央区淋巴结转移相关,而 Emin 与颈侧区淋巴结转移相关,以 Emean≥124kPa、Emax≥138kPa 作为截断值诊断淋巴结转移的 AUC 分别为 0.659 和 0.667,得出结论认为 SWE 定量分析有助于预测甲状腺乳头状癌颈部淋巴结转移。

13. SWE 技术有可能用于预测腺外浸润 / 颈部淋巴结转移(B2)。

四、影 响 因 素

(一)探头加压

弹性成像的信号强度决定了剪切波速度测量的准确度。如果信号过弱,剪切波速度将无法测量。操作者在检查时需注意不向探头施压,避免人为增加组织硬度影像检查结果的准确性。Lam 等人[30]发现,随着探头加压力量的增加,SWE 检出硬度在 PTC 比良性结节增加更多,因此探头加压的因素不能忽视,可能造成不同中心不同操作者之间的结果缺乏可比性。Wang 等人[31]发现,甲状腺结节的大小可能也会对 SWE 的结果有影响。

(二)感兴趣区大小

感兴趣区的大小与测量值的标准差呈负相关。SWE 弹性分布图以伪彩编码叠加于二维解剖图,形成实时剪切波速度成像图,可以把感兴趣区放置于病灶最硬的地方以及周围甲状腺组织、颈部肌肉获取定量资料以及不同数据之间的比值。感兴趣区若包含有囊性成分或钙化时,可能导致出现错误的结果。

(三) 甲状腺组织背景

临床上弥漫性甲状腺疾病主要包括甲状腺功能亢进症、桥本甲状腺炎、亚急性甲状腺炎以及结节性甲状腺肿等,目前这四种疾病主要根据临床表现、实验室以及超声检查的结果来进行诊断。甲状腺实质发生感染和纤维化后,可以引起腺体硬度的增加。尽管弥漫性甲状腺疾病的发展趋势是整个腺体的广泛硬化,但腺体炎症和瘢痕化程度的不同导致甲状腺硬化程度也不同。Magri 等[32]对细胞学诊断明确的 75 例甲状腺良性结节病人进行了 SWE 评价,其中 33 例合并有桥本甲状腺炎(HT 组),42 例为单发或多发甲状腺肿患者(非 HT 组)。研究结果显示,HT 组结节外的甲状腺腺体的硬度比非 HT 组要大,但两者之间的差异并没有统计学意义。而 Menzilcioglu 等[33]对亚急性甲状腺炎病人进行研究发现,炎症区的组织硬度会增加,因此任何局灶性的炎性病变都需要与甲状腺癌进行区分。

Liu 等[34]研究显示,SWE 可对伴有自身免疫性甲状腺炎的甲状腺结节进行鉴别诊断。这项研究中纳入 243 个病人包含经手术病理证实的 286 个甲状腺结节,并按照是否伴有慢性淋巴细胞性甲状腺炎分为 HT 组和非 HT 组,其中 HT 组 117 个结节,非 HT 组 169 个结节。结果显示,HT 组和非 HT 组甲状腺两组结节不论是恶性结节之间、抑或良性结节之间的杨氏模量均无统计学差异,而 HT 组的结节外的甲状腺组织的硬度较非 HT 组大,具有统计学差异。Vlad 等[35]也发现,合并自身免疫性甲状腺疾病时,甲状腺实质的硬度会明显增加。因此,SWE 可通过定量评价弥漫性甲状腺疾病患者的组织硬度,评估桥本病人腺体的纤维化程度,为临床诊疗提供相关参考数据。

推荐意见

14. SWE 用于自身免疫学甲状腺疾病时不影响对良恶性结节的判断。结节外甲状腺实质的硬度在合并自身免疫学甲状腺疾病时会增加。合并自身免疫性甲状腺疾病时,甲状腺实质的硬度会明显增加(B1)。

(四) 不同病理类型的测量结果差异

在应用 SWE 对甲状腺结节进行良恶性评估时,检查者应明确,不是所有的甲状腺癌都是硬的,其中有一部分可能质地较软或不均质。例如,滤泡状癌因由不同分化程度的滤泡组成,硬度较低。尽管有研究报道可通过 SWE 评估取得较好的诊断效果,但其与甲状腺良性结节仍较难鉴别。Samir 等[26]回顾性分析了 FNA 结果为滤泡性肿瘤/可疑滤泡性肿瘤的病例,进行术前常规超声和 SWE 超声检查结果,通过与术后的病理诊断结果相比较,对 SWE 术前诊断甲状腺滤泡癌的准确性进行了评价。研究结果显示,以杨氏模量平均值 22.3kPa 为理想分界点值(低于大多数之前文献报道的杨氏模量值),SWE 诊断的灵敏度、特异度、阳性预测值、阴性预测值分别为 82%、88%、75% 和 91%。而有关髓样癌的研究目前仅仅涉及 SE[36],应用 SWE 对其评估的研究报道较少。亦有文献认为经典型的乳头状癌的硬度大于非典型的乳头状癌及其他类型的甲状腺癌[27]。

推荐意见

> 15. 非乳头状甲状腺癌的 SWE 测值可能偏低(B1)。

(五) 钙化和囊性成分的影响

在对含有囊性成分或钙化的结节进行成像时,有时 SWE 会无法测量[37]。Bhatia 等[38]通过对 21 个甲状腺乳头状癌标本进行病理学分析显示,18 个无法测量数据的样本含有不均质的病理成分,9 个含有钙化成分。而含有其中一个或两个特征的结节占 95%。另外 29 个测出数据的样本,其中 25 个病理成分是均质的,仅有一个含有粗糙钙化。该研究所得结果与假设相符。Bhatia 等[38]的研究结果还发现,对于良性结节来说,实性结节与囊实性的实性成分之间,钙化结节与无钙化结节之间的 SWE 测量值并无差异。而 Vorlander 等[39]则报道,与无钙化甲状腺结节相比,甲状腺钙化结节的误诊率会明显增高。

推荐意见

> 16. 甲状腺结节内部钙化和囊性成分可能会影响 SWE 的测量(B1)。

五、与其他超声弹性成像方法的比较

EFSUMB 和 WFUMB 弹性成像临床应用指南以及多个文献均指出[6-7],在甲状腺评估中 SWE 是灰阶超声和彩色多普勒超声的有效补充检查方法。为了获得可靠的 SWE 预测值,需要使用合适的设备和一定的临床操作经验。一般建议在检查过程中要尽量减少组织预加压,保持探头垂直轻放。同时注意感兴趣区的大小和放置位置,注意避开佩饰、结节的钙化区和囊性区,并指导病人做好配合,从而获得较好的成像效果。未来通过技术革新来减少操作者间以及操作者自身的变异性,将更有助于提高检查结果的准确性。

与其他弹性成像方法相比,SWE 从理论上具有操作者依赖性较小的优势。但应力弹性超声的学习曲线较短[40],并可以通过操作者实时反馈的方法迅速获得高质量的图像。研究[41]认为 SWE 是一项操作者非依赖性、可再现的技术,但目前相关研究较少,未来还需要通过开展多中心研究来验证。Liu 等[42]对 SWE 和 5 级定量、彩色编码的 SE 进行了对照研究,该研究纳入了 49 例病人 64 个甲状腺结节,全部结节均经手术病理证实,包含 19 个甲状腺乳头状癌和 45 个良性病例。研究结果显示使用 Emean≥38.3kPa 和 EI 大于等于 4 分预测恶性肿瘤,SWE 和 SE 的特异性和敏感性分别是 68.4% 和 79.0%,86.7% 和 84.4%。因此,Liu 等认为 SWE 与实时弹性成像相比,敏感性较低,但特异性较高,有望用于甲状腺结节的鉴别诊断。Hu 等[20]采用 Meta 分析,试图比较传统应力弹性超声与 SWE 的诊断性能,共纳入 2106 个良性结节和 613 个恶性结节,结果发现两者的敏感性相似(分别为 84% 和 79%,$P>0.05$),但特异性在传统应力弹性更高(分别为 90% 和 87%,$P<0.05$)。此外,传统应力弹性的总体诊断效能高于 SWE(曲线下面积分别为 0.94 和 0.83,$P<0.0,1$)。Xu 等[43]用 Siemens 单点剪切波弹性成像(p-SWE)对 441 个甲状腺结节(116 恶性和 325 良性)进行了前瞻性研究,结果发现剪切波速度(SWS)是甲状腺癌的独立预测因子,其诊断的灵敏度、特异度和曲线下面积分别为 71.6%,83.4% 和 0.86,与 SWE 的诊断性能类似[15-20]。Zhang 等[44]同样认为 p-SWE 具有良好的诊断性能,联合应用能提高医师的诊断信心。因此,SWE 与其他弹性成像方法相比,各有优势,互为补充,联合应用将更能促进超声弹性成像技术在甲状腺疾病诊断中的应用。

推荐意见

17. 剪切波成像和应变成像、点式剪切波各有优势,互为补充,必要时可联合应用(A1)。

即使同为剪切波成像,由于成像原理和成像方式的区别,图像评估方法和弹性测量值也会有差异。

He 等[45]首次比较了 Toshiba 和 SuperSonic 两种不同原理的剪切波成像在 140 个甲状腺结节(93 良性结节和 47 恶性结节)中的结果。结果发现两种方法中,均以 Emax 的诊断性能最高,其诊断截断值、灵敏度、特异度和 ROC 曲线下面积分别为 Emax≥26.6kPa,83.0%,68.8%,0.816(Toshiba)和 Emax≥42.9kPa,63.8%,88.2%,0.799(SuperSonic)。Wang 等[46]首次比较了 Siemens 和 SuperSonic 的剪切波成像,研究纳入了 322 个甲状腺结节(216 个良性结节和 106 个甲状腺癌)。两种成像技术中,甲状腺癌的硬度值均显著高于良性结节(61.3kPa vs. 21.2kPa,4.45m/s vs. 2.98m/s),应用两种技术最大值诊断甲状腺癌的曲线下面积分别为 0.813 和 0.796。因此,对不同类型的剪切波成像均应客观看待,慎重选用。

推荐意见

> 18. 即使同为剪切波成像,由于成像原理和成像方式的区别,图像评估方法和弹性测量值也会有差异,因此在临床应用时不同仪器的测值不具可比性,而应根据所采用的具体仪器选择相应的杨氏模量或剪切波速度截断值。同时对不同类型的剪切波成像均应客观看待,慎重选用(A1)。

Zhao 等[47]进一步比较了三维 SWE(3D-SWE)与二维 SWE(2D-SWE)诊断甲状腺结节的能力。他们共分析了 176 个病人的 176 个甲状腺结节(63 例恶性和 113 例良性),同时进行了 2D-SWE 和 3D-SWSWE。2D-SWE 和 3D-SWE 诊断甲状腺癌的曲线下面积分别为 0.836 和 0.839($P>0.05$),而特异度分别为 82.3% 和 88.5%($P=0.039$),提示三维 SWE 灵敏度比二维 SWE 增高。对于其中 35 例在普通灰阶超声上低度可疑的良性病例,3D-SWE 较 2D-SWE 可以减少更多的不必要的 FNA(31 例 vs 27 例)。

推荐意见

> 19. 三维 SWE 与二维 SWE 一样,与普通超声比较诊断性能均明显提升,但 3D-SWE 与 2D-SWE 之间在总体诊断性能上无明显差异。3D-SWE 与 2D-SWE 定量检测时,可能需要使用不同的测量参数。三维 SWE 特异度较二维 SWE 高,并且在低度风险的结节中能减少不必要的 FNA(A1)。

六、剪切波 E 成像报告的注意事项

目前,几乎所有的指南或文献都认为 SWE 用于诊断甲状腺结节要结合普通超声的结果。因此标准的 SWE 报告首先要描述普通超声的特征,包括结节部位、大小、回声、内部成分、钙化有无、形态、边缘、内部血供、腺体外侵犯、颈部淋巴结有无肿大或回声异常等。

此外,基于这些结节的超声特征,应对这些结节进行危险度的分层。分层方法可参照

最新的 ATA 指南、AACE/ACE/AME 指南、韩国 Kwak 等提出的甲状腺影像报告及数据系统（Thyroid Imaging Reporting and Data System，TI-RADS）、美国放射学会的 ACR TI-RADS，具体情况可根据各单位的实际情况采用，本指南不做特别的推荐。

接下来建议描述结节在 SWE 上的定性特征和定量特征，定量参数可采用杨氏模量、剪切波速度或同时采用二者。

最后建议报告给出针对结节的处理意见，如建议随访、建议密切观察、建议 FNA、建议手术等。

推荐意见

20. 标准的 SWE 报告首先要描述结节的普通超声特征，并做危险分层。然后描述结节在 SWE 上的定性特征和定量特征，定量参数可采用杨氏模量、剪切波速度或同时采用二者（A1）。

21. 建议 SWE 报告给出针对结节的处理意见，如建议随访、建议密切观察、建议 FNA、建议手术等（A1）。

七、小 结

剪切波 E 成像是一种无创技术且能够方便地定量评估组织的硬度，其独特的成像技术拓宽了超声诊断的内涵，扩展了普通超声的视野，为甲状腺疾病的评估提供了更丰富的信息和更客观的依据。但是，SWE 作为一种新兴技术，也存在很多不足之处，影响因素较多。采用更规范化的检查方法以及统一的评判标准才能更好地发挥其在临床中的作用。此外，发掘其特定的临床应用场景，将会更可能的使其应用价值最大化。总体来看，SWE 用于甲状腺疾病诊断小结如下：

1. 通过测定甲状腺结节的杨氏模量或剪切波速度，评估其硬度，硬度值与结节性质相关。

2. 操作简单、重复性较好，但是应规范操作，保证图像质量。

3. 是甲状腺结节性质判定的补充手段，但是不能代替普通超声或 FNA。

4. 对于甲状腺结节良恶性判定具有一定的诊断价值，但是文献报道截断值和诊断性能差异较大。

5. 应用 SWE 解决临床问题是热点（如进一步分层 FNA 不确定结节，预测颈部淋巴结转移等）。

参考文献 ────── ─

［1］Haugen BRM, Alexander EK, Bible KC, et al. 2015 American Thyroid Association management guidelines for adult patients with thyroid nodules and differentiated thyroid cancer. Thyroid, 2015, 26: 1-133.

［2］Aschebrook-Kilfoy B, Ward MH, Sabra MM, et al. Thyroid cancer incidence patterns in the United States by histologic type, 1992-2006. Thyroid, 2011, 21 (2): 125-134.

［3］Sipos JA. Advances in ultrasound for the diagnosis and management of thyroid cancer. Thyroid, 2009, 19: 1363-1372.

［4］Haugen BR, Alexander EK, Bible KC, et al. 2015 American Thyroid Association management guidelines for adult patients with thyroid nodules and differentiated thyroid cancer. Thyroid, 2016, 26 (1): 1-133.

［5］Gharib H, Papini E, Garber JR, et al. AACE/ACE/AME Task Force on Thyroid Nodules. American association of clinical endocrinologists, American college of endocrinology and associazione medicien docrinologi medical guidelines for clinical practice for the diagnosis and management of thyroid nodules. Endocr Pract, 2016, 22 (5): 622-639.

［6］Cosgrove D, Piscaglia F, Bamber J, et al. EFSUMB guidelines and recommendations on the clinical use of ultrasound elastography. Part 2: Clinical applications. Ultraschall Med, 2013, 34 (3): 238-53.

［7］Cosgrove D, Barr R, Bojunga J, et al. WFUMB Guidelines and Recommendations on the Clinical Use of Ultrasound Elastography: Part 4. Thyroid. Ultrasound Med Biol, 2017 43 (1): 4-26.

［8］Guyatt GH, Oxman AD, Vist GE, et al. GRADE: an emerging consensus on rating quality of evidence and strength of recommendations. BMJ, 2008, 336: 924-926.

［9］Li GY, Cao Y. Mechanics of ultrasound elastography. Proc Math Phys Eng Sci, 2017, 473 (2199): 20160841.

［10］Sebag F, Vaillant-Lombard J, Berbis J, et al. Shear wave elastography: A new ultrasound imaging mode for the differential diagnosis of benign and malignant thyroid nodules. J Clin Endocrinol Metab, 2010, 95 (12): 5281-5288.

［11］Bhatia KS, Tong CS, Cho CC, et al. Shear wave elastography of thyroid nodules in routine clinical practice: Preliminary observations and utility for detecting malignancy. Eur Radiol, 2012, 22: 2397-2406.

［12］Cantisani V, Consorti F, Guerrisi A, et al. Prospective comparative evaluation of quantitative elastosonography (Q-elastography) and contrast-enhanced ultrasound for the evaluation of thyroid nodules: Preliminary experience. Eur J Radiol, 2013, 82: 1892-1898.

［13］Shao J, Shen Y, Lu J. Ultrasound scoring in combination with ultrasound elastography for differentiating benign and malignant thyroid nodules. Clin Endocrinol (Oxf), 2015, 83: 254-260.

［14］Sporea I, Sirli R, Bota S, et al. ARFI elastography for the evaluation of diffuse thyroid gland pathology: Preliminary results. World J Radiol, 2012, 4: 174-178.

［15］Zhan J, Jin JM, Diao XH, et al. Acoustic radiation force impulse imaging (ARFI) for differentiation of benign and malignant thyroid nodules: A meta-analysis. Eur J Radiol, 2015, 84: 2181-2186.

［16］Dong FJ, Li M, Jiao Y, et al. Acoustic radiation force impulse imaging for detecting thyroid nodules: A systematic review and pooled meta-analysis. Med Ultrason, 2015, 17: 192-199.

［17］Liu BJ, Li DD, Xu HX, et al. Quantitative shear wave velocity measurement on acoustic radiation force impulse elastography for differential diagnosis between benign and malignant thyroid nodules: A meta-analysis. Ultrasound Med Biol, 2015, 41: 3035-3043.

［18］ Lin P，Chen M，Liu B，et al. Diagnostic performance of shear wave elastography in the identification of malignant thyroid nodules：A meta-analysis. Eur Radiol，2014，24：2729-2738.

［19］ Zhang B，Ma X，Wu N，et al. Shear wave elastography for differentiation of benign and malignant thyroid nodules：a meta-analysis. J Ultrasound Med，2013，32（12）：2163-9.

［20］ Hu X，Liu Y，Qian L. Diagnostic potential of real-time elastography（RTE）and shear wave elastography（SWE）to differentiate benign and malignant thyroid nodules：A systematic review and meta-analysis. Medicine（Baltimore），2017，96（43）：e8282.

［21］ Nattabi HA，Sharif NM，Yahya N，et al. Is Diagnostic Performance of Quantitative 2D-Shear Wave Elastography Optimal for Clinical Classification of Benign and Malignant Thyroid Nodules? A Systematic Review and Meta-analysis. Acad Radiol，2017，17：S1076-6332（17）30369-0.

［22］ Veyrieres JB，Albare lF，Lombard JV，et al. A threshold value in shear wave elastography to rule out malignant thyroid nodules：A reality? Eur J Radiol，2012，81：3965-3972.

［23］ Park AY，Son EJ，Han K，et al. Shear wave elastography of thyroid nodules for the prediction of malignancy in a large scale study. Eur J Radiol，2015，84：407-412.

［24］ Sebag F，Vaillant-Lombard J，Berbis J，et al. Shear wave elastography：A new ultrasound imaging mode for the differential diagnosis of benign and malignant thyroid nodules. J Clin Endocrinol Metab，2010，95：5281-5288.

［25］ Dobruch-Sobczak K，Zalewska EB，Gumiriska A，et al. Diagnostic Performance of Shear Wave Elastography Parameters Alone and in Combination with Conventional B-Mode Ultrasound Parameters for the Characterization of Thyroid Nodules：A Prospective，Dual-Center Study. Ultrasound Med Biol，2016，42（12）：2803-2811.

［26］ Samir AE，Dhyani M，Anvari A，et al. Shear-wave elastography for the preoperative risk stratification of follicular-patterned lesions of the thyroid：Diagnostic accuracy and optimal measurement plane. Radiology，2015，277：565-573.

［27］ Bardet S，Ciappuccini R，Pellot-Barakat C，et al. Shear Wave Elastography in Thyroid Nodules with Indeterminate Cytology：Results of a Prospective Bicentric Study. Thyroid，2017，27（11）：1441-1449.

［28］ Park YJ，Kim JA，Son EJ，et al. Quantitative shear wave elastography as a prognostic implication of papillary thyroid carcinoma（PTC）：elasticity index can predict extrathyroidal extension（ETE）. Ann Surg Oncol，2013，20（8）：2765-71.

［29］ Park AY，Kim JA，Son EJ，et al. Shear-Wave Elastography for Papillary Thyroid Carcinoma can Improve Prediction of Cervical Lymph Node Metastasis. Ann Surg Oncol，2016，23（Suppl 5）：722-729.

［30］ Lam AC，Pang SW，Ahuja AT，et al. The influence of precompression on elasticity of thyroid nodules estimated by ultrasound shear wave elastography. Eur Radiol，2016，26（8）：2845-52.

［31］ Wang F，Chang C，Chen M，et al. Does Lesion Size Affect the Value of Shear Wave Elastography for Differentiating Between Benign and Malignant Thyroid Nodules? J Ultrasound Med，2018，37（3）：601-9.

［32］ Magri F，Chytiris S，Capelli V，et al. Shear wave elastography in the diagnosis of thyroid nodules：Feasibility in the case of coexistent chronic autoimmune Hashimoto's thyroiditis. Clin Endocrinol（Oxf），2012，76：137-141.

［33］ Menzilcioglu MS，Duymus M，Gungor G，et al. The value of real-time ultrasound elastography in chronic autoimmune thyroiditis. Br J Radiol，2014，87：20140604.

［34］ Liu B，Liang J，Zhou L，et al. Shear Wave Elastography in the Diagnosis of Thyroid Nodules with Coexistent Chronic Autoimmune Hashimoto's Thyroiditis. Otolaryngol Head Neck Surg，2015，153（5）：779-85.

［35］ Vlad M,Golu I,Bota S,et al. Real-time shear wave elastography may predict autoimmune thyroid disease. Wien Klin Wochenschr,2015,127(9-10):330-6.

［36］ Andrioli M,Persani L. Elastographic techniques of thyroid gland:Current status. Endocrine,2014,46:455-461.

［37］ Xu JM,Xu HX,Xu XH,et al. Solid hypo-echoic thyroid nodules on ultrasound:The diagnostic value of acoustic radiation force impulse elastography. Ultrasound Med Biol,2014,40:2020-2030.

［38］ Bhatia KS,Tong CS,Cho CC,et al. Shear wave elastography of thyroid nodules in routine clinical practice: Preliminary observations and utility for detecting malignancy. Eur Radiol,2012,22:2397-2406.

［39］ Vorlander C,Wolff J,Saalabian S,et al. Real-time ultrasound elastography-A noninvasive diagnostic procedure for evaluating dominant thyroid nodules. Langenbeck's Arch Surg,2010,395:865-871.

［40］ Tatar IG,Kurt A,Yilmaz KB,et al. The learning curve of real time elastosonography:a preliminary study conducted for the assessment of malignancy risk in thyroid nodules. Med Ultrason,2013,15(4):278-84.

［41］ Hegedus L. Can elastography stretch our understanding of thyroid histomorphology? J Clin Endocrinol Metab,2010,95:5213-5215.

［42］ Liu BX,Xie XY,Liang JY,et al. Shear wave elastography versus real-time elastography on evaluation thyroid nodules:A preliminary study. Eur J Radiol,2014,83:1135-1143.

［43］ Xu JM,Xu XH,Xu HX et al. Conventional US,US elasticity imaging,and acoustic radiation force impulse imaging in the prediction of malignancy in thyroid nodules. Radiology,2014,272(2):577-86.

［44］ Zhang YF,Xu HX,Xu JM,et al. Acoustic Radiation Force Impulse Elastography in the Diagnosis of Thyroid Nodules:Useful or Not Useful? Ultrasound Med Biol,2015,41(10):2581-93.

［45］ He YP,Xu HX,Wang D,et al. First experience of comparisons between two different shear wave speed imaging systems in differentiating malignant from benign thyroid nodules. Clin Hemorheol Microcirc,2017,65(4):349-361.

［46］ Wang D,He YP,Zhang YF,et al. The diagnostic performance of shear wave speed(SWS)imaging for thyroid nodules with elasticity modulus and SWS measurement. Oncotarget,2017,21,8(8):13387-13399.

［47］ Zhao CK,Chen SG,Alizad A,et al. Three-Dimensional ShearWave Elastography for Differentiating Benign From Malignant Thyroid Nodules. J Ultasound Med,2018.［Epub ahead of print］

6

肌骨系统超声 E 成像临床
应用指南及专家共识

第六章

运动系统病变改变了肌肉、肌腱、韧带、神经的组织构成,引起相应组织弹性发生改变。这些病变包括肿瘤性和非肿瘤性病变两大类。其中,非肿瘤性病变如挫伤、牵拉伤、扭伤、组织撕裂等带来的结构紊乱最为常见。

虽然超声应变弹性成像(SE)和剪切波成像(SWE)都已应用于肌骨系统,但总体而言剪切波成像在肌骨系统中的应用起步较晚。这主要由两方面原因造成,一方面弹性成像技术的前提是组织为弹性体且各向同性(isotropic)。例如,剪切波成像时假定剪切波在各向同性的组织中传播,通过计算两点之间剪切波速预估组织杨氏模量[1]。肌肉、肌腱中纤维走行在短轴和长轴方向上存在明显各向异性(anisotropic)特征,同时两次测量难以保持在完全相同的角度,因此常常导致测量结果可重复性不高[2]。另一方面,肌肉、肌腱作为维持机体不同功能姿势的重要载体,在不同生理状态及姿势体位,其本身硬度变异较大。除此之外,肌肉及肌腱内缺乏较为客观且广泛认可的解剖定位标志,并且由于其走行或者形态的差异,使得同一肌肉或肌腱的不同部位受力不同,这也更使得两次测量难以保持同一部位,或者测出差别迥异的结果。

灰阶超声在肌骨系统领域的迅速兴起,源于其对于浅表肌骨系统组织的高分辨率及能够提供实时动态的评估,这弥补了传统影像学手段对于运动系统只能进行静态评估的不足;剪切波成像除了延续了常规超声多种优点外还可提供组织的动态硬度变化数据,并能进行客观的定量分析。如果对使用条件严格控制,提高测量结果的可重复性,则剪切波成像有可能用于各种肌肉、肌腱功能状态的评估和其病理状态的诊断,从而弥补传统影像学无法对运动系统进行功能状态评估的不足,打开新一维度的大门。

一、跟腱超声 E 成像临床应用

跟腱是人体最大的肌腱之一,距离表皮仅有几毫米厚度,适合使用高频线阵探头进行扫查,因此它是肌骨系统弹性中应用最早和最广泛的部位[3]。跟腱具有维持踝关节的稳定性及支持日常运动的重要功能,随着越来越多的人参与到日常运动中,跟腱断裂及跟腱腱病的发病率逐年上升。跟腱损伤具有无法完全复原的特点,损伤后的跟腱内部组织成分不均质,跟腱顺应性降低,从而使得再次发生断裂的风险升高。因此,如何合理预测跟腱断裂风险将有利于评价跟腱功能训练的效果,指导运动及康复计划。

跟腱周围组织成分复杂,它由近端的腓肠肌肌腱与比目鱼肌肌腱汇合而成,远端止于跟骨结节。这种解剖结构导致近端跟腱纤维走行多样,不同切面所测得剪切波速差异较大,而远端跟腱则常受跟骨影响使得测量值偏高[4]。除此之外,跟腱活动度较大,踝关节角度的改变对跟腱本身硬度影响较明显,而踝关节跖屈的同时将造成松弛的肌腱内部纤维方向改变,此时,各向异性伪像将使得测量值出现较大的偏差[2,5]。有研究表明,剪切波测量相对较软的组织时准确性较高[6],而踝关节在背屈的过程中不断拉伸跟腱,使得跟腱的硬度值逐渐增大[7],坚硬状态下的肌腱将难以测量到较稳定可靠的数值。同时,有学者提出在测量过程中,探头置于跟腱外侧所测得的剪切波速大于探头置于跟腱内侧,这也可能与跟腱内侧被动屈曲的张力相对比较大有关[8]。因此,跟腱 SWE 应用的第一步,即为发现和控制相关的影响因子,提高这种新技术在跟腱中应用的可重复性及可靠性,从而获得较为客观,认可度较高的正常值。

(一) 检查方法(视频 7)

视频 7	E 超肌骨系统操作规范演示	

1. 检查前准备 测试前避免剧烈运动,受试者俯卧位平趴于检查床上,身体放松尽量避免主动用力。多功能位可简要采取跖屈位(脚面紧贴于床面)、中立位(踝关节 90° 悬吊于床尾)及背屈位(最大限度勾脚后固定)(图 6-1);也可采用固定装置固定特定角度进行测量[9]。跟腱硬度会随踝关节背屈角度增大而增加[10],因此检查前可根据需要选择固定的体位便于横向比较。

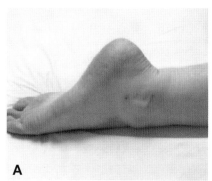 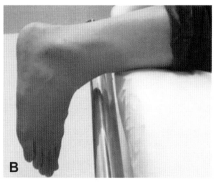 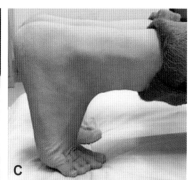

图 6-1 跟腱检查中最常用的三个体位
A. 跖屈位;B. 中立位;C. 背屈位

2. 测试体位及感兴趣区部位的选择 目前关于跟腱剪切波成像可重复性的研究中,尸体实验表明踝关节背屈位时跟腱弹性测量的可重复性最高,但随着踝关节背屈时间延长,可重复性随之下降[7]。然而在体条件较尸体更为复杂,控制最大背屈位的角度难度较大,且常出现弹性取样区内颜色过饱和及取值超过测量量程的情况。中立位的取值则相对简易可操作性强,因此,需要结合超声设备等具体情况选择具体体位。据报道,跟腱 SWE 取值部位选择跟腱中部,即跟腱跟骨附着处近端 2~6cm 处,可取得较高的可重复性[11-13]。

3. 仪器条件设置 包括弹性取样框位置和大小、测量取样框(Q-box)、弹性量程等均可根据需要进行调节。跟腱随踝关节姿势硬度变化较大,弹性量程亦应随跟腱功能状态的改变而做对应调节。依据本多中心研究经验,建议弹性取样框大小设定为 4cm×3cm,取样时跟腱放置于取样框正中,浅方包括部分耦合剂或导声垫,深方包括部分脂肪垫;Q-box 直径取 2~3cm 或者描记感兴趣区内的跟腱,大小根据跟腱厚度做相应调节(图 6-2);跖屈时跟腱弹性量程建议取 100kPa、中立位取 500kPa,背屈位需取 800kPa,根据跟腱具体情况调节量程,避免出现颜色过饱和现象(图 6-3)。

4. 检查方法 填涂较厚的耦合剂,或者使用导声垫可以帮助分散来自探头的压力,减少压力伪像的发生[14]。探头平放于耦合器浅方,尽量不加压的情况下进行微调,使得探头尽量平行于跟腱纤维长轴,从而最大限度减少各向异性伪像的干扰[2]。目前较多文献报道肌腱长轴测量数据的一致性大于短轴方向[15],这可能是因为短轴方向测量时,剪切波(shear wave)分布受到各向异性的影响,使得数值偏差更大的原因。此外,跟腱长轴方向与短轴方

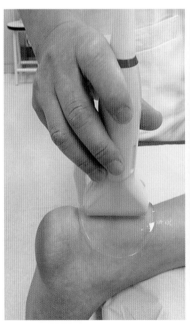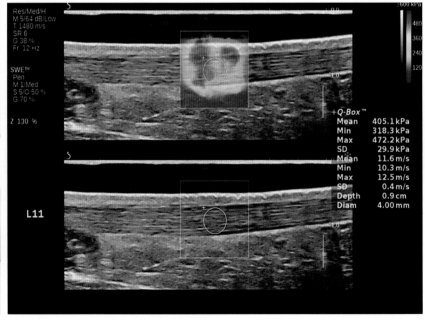

图 6-2 跟腱检查时应用导声垫
SWE 取样框位置放置区域见右图

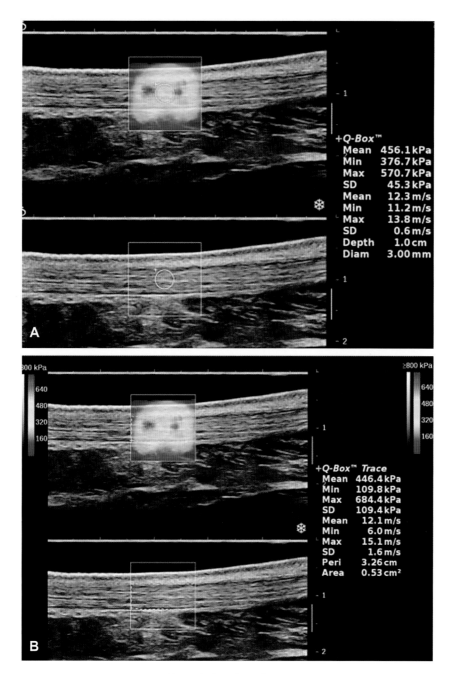

图 6-3　正常跟腱中部长轴切面弹性声像图
SWE 显示弹性区域内硬度色彩分布稳定,此时进行测量可以得到稳定可靠的测值

向剪切波速数值间的比值变化也被证实意义局限[13],因此,推荐首先选择跟腱长轴切面进行剪切波的测量,从而更容易控制相关影响因素,得到一致性较高的结果。在跟腱的跖屈位时,肌腱处于松弛有皱褶的状态,如果无法避免在该体位进行测量,可通过填涂耦合剂,变换角度使得 Q-box 取样框内的局部肌腱纤维平行于探头,再对该区域进行取值,会明显提高该体位测量的稳定性(图 6-4)。另外,最常见导致测量差异的因素则来自于仪器本身的机械噪声干扰,由于噪声常出现在离探头较近的部位、感兴趣区浅部和两侧的位置[16],因此需要

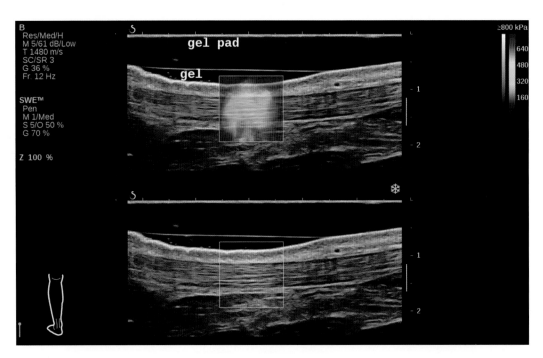

图 6-4 跟腱检测方法

上图所示踝关节处于趾屈位置时,皮肤皱褶较多,跟腱表面凹陷,此时填涂较厚的耦合剂或者耦合剂与导声垫合用的方式,可以使得声束方向始终与跟腱纤维长轴垂直,避免局部各向异性伪像

使用较厚的耦合剂,或者放置导声垫将感兴趣区尽量远离声束近场部位。此外,SWE 过程中应等待图像稳定,感兴趣区内层次结构分明后再停帧测量,这样可以最大程度减少系统噪声所带来测量的变异性。

5. 检测成功及测值可靠性判断 跟腱 SWE 的质控目前尚未形成统一的判断标准。与其他系统图像判别相同,弹性图像颜色充填面积、测量取样框内的最小值(Emin)及标准差(Esd)等是评判检测成功与否的重要指标。除此之外,灰阶超声图可在一定程度上帮助判断剪切波成像的可靠性,当灰阶图像出现比较明显的各向异性伪像时,弹性测量数值应引起注意(图 6-5)。

6. 检查技巧及注意事项 由于需要较长时间等待跟腱弹性图像的稳定,持握探头的手腕可轻轻平放于受试者跟骨,肘部轻靠于床沿固定,避免探头滑动或不自觉的抖动。由于跟腱位置表浅,取样框上缘常会出现由于压力增加引起的硬度增加伪像,呈现红色区域。在操作中应通过使用较厚的耦合剂、放置导声垫或减少探头施压来尽量避免。使用灰阶超声图像先找到跟腱长轴切面,调节探头方向尽量显示目标区域内肌腱纤维长轴,并使之平行于探头表面。灰阶图像清晰后,开启 SWE 功能,等待图像稳定,不同软组织弹性彩色图像清晰分层,取样框内部没有压力伪像及机械噪声时停帧取值。需要注意的是,运动系统大多数结构都邻近骨面,我们的研究及以往的文献都发现,距离骨面过近则会导致图像及测量结果

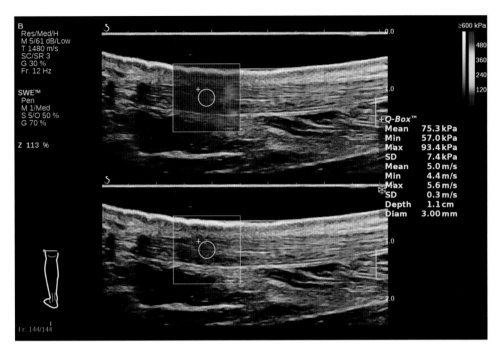

图6-5　各向异性伪像的辨别方法

灰阶超声图所示感兴趣区内跟腱出现各向异性伪像,与之对应,判断剪切波弹性时,相应跟腱也将出现各向异性伪像,虽然剪切波速取值为5m/s,但是依然认为该部位测量存在较大误差,需要重新评估

的失真[17]。因此,在测量过程中,腱体内邻近骨面及大钙化的部位,需要尽可能避免。

结合上述文献及我们的多中心研究经验推荐如下:

推荐意见

1. 操作者:对于初学的操作者而言,需要至少经过50例操作培训(A1)。

2. 被检者准备:测试前避免剧烈运动(A1)。可根据需要选择不同的测试体位(A1)。

3. 仪器调节:SWE取样框大小4cm×3cm,测量取样框(Q-box)直径2~3cm,弹性量程随踝关节角度更改。跖屈时跟腱弹性量程建议取100kPa、中立位取300kPa,背屈位取800kPa,根据跟腱具体情况调节量程,避免出现颜色过饱和现象(C1)。

4. 检测方法:由于跟腱位置表浅,取样框上缘常会出现由于压力引起的硬度增加伪像,在操作中应通过填充较厚的耦合剂、放置导声垫并减少探头施压来尽量避免(A1)。

5. 检测过程中的质控:跟腱SWE也同时存在各向异性伪像的干扰,可通过灰阶超声图一定程度上帮助判断SWE评估的可靠性(B1)。

6. 在对结果进行横向比较时,需要严格控制测试时的受试者体位及测量部位(A1)。

（二）正常值范围

Aubry 等人使用 Aixplorer（SuperSonic）测量了个 160 个正常人的跟腱及 20 例跟腱腱病的患者，在这个研究中，踝关节跖屈位时，跟腱剪切波速正常值，长轴方向为 6.61（5.9~7.75）m/s，短轴方向为 4.98（4.40~5.61）m/s；踝关节中立位，相应切面对应的数值为 15.75（15.08~16.21）m/s 和 5.51（4.86~6.30）m/s。而跟腱腱病的患者，剪切波速则低于正常值，该成果发表于杂志 Radiology 上[18]；另一较大样本研究使用 S3000（Siemens）测得 326 个健康受试者跟腱中立位正常值，跟腱长轴剪切波速约（8.20±1.07）m/s，短轴为（4.08±0.54）m/s，值得注意的是，使用仪器不同所测量的结果会有较大偏差，不能直接进行横向对比[14,19]。

（三）跟腱腱病评估

跟腱腱病常发生于距离跟骨附着处 2~6cm 范围，少见的发病部位在近端跟腱与腓肠肌的肌肉肌腱连接处。一般认为，跟腱腱病起源于肌腱纤维的小撕裂，随后导致肌腱胶原纤维排列紊乱、细胞成分增多、组织充血和脂肪浸润为主的肌腱退行性变。这种使肌腱软化和衰退的过程甚至可能导致肌腱的自发断裂。

无论应变成像或者剪切波成像均可以识别肌腱腱病所引起腱体内的软化部分。相比于临床表现，SWE 诊断腱病的敏感性及特异性均超过 90%（图 6-6，图 6-7）。

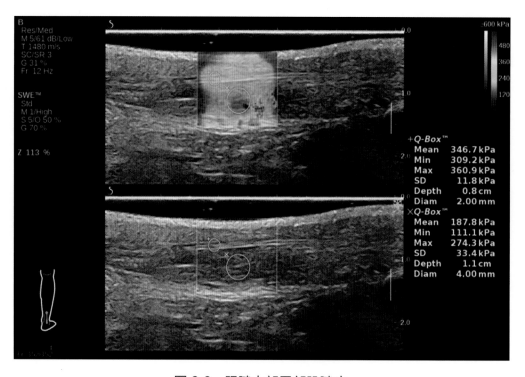

图 6-6　跟腱中部局部肌腱病

灰阶图像显示回声减低，SWE 提示局部质地软

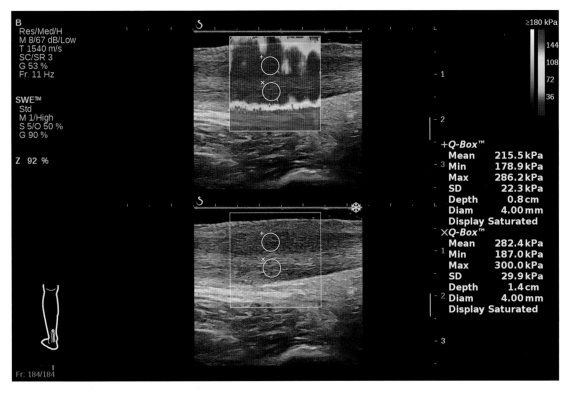

图 6-7　跟腱中部肌腱病

灰阶声像图显示局部跟腱增厚,回声减低,以浅部为主,深部肌腱尚见正常结构;SWE 清晰显示肌腱病区域跟腱弹性值降低,但深部存在正常结构区域弹性测值明显高于浅部区域;注意:本图弹性量程设置欠妥当,致使弹性取样框内色彩呈明显的红色

有学者使用应变成像评估跟腱断裂术后的表现。与正常志愿者的跟腱比较,跟腱断裂患者术后 38 周,应变式弹性成像显示质硬的跟腱中仍存在硬度不均匀的区域。

(四)跟腱断裂后的监测

跟腱断裂是常见的运动相关损伤,由于肌腱未完全恢复情况下再次运动所致的二次断裂,手术治疗或保守治疗后再断裂发生率分别是 2.8%~7.1% 及 4.5%~12%。因此,肌腱断裂后,确定合适的重返运动时间对于减低再断裂的风险非常重要。

有研究监测了 24 只新西兰白兔跟腱断裂后弹性模量的变化值。证实随着时间的变化,跟腱弹性模量逐渐上升接近正常值,并且与病理高度相关[20]。不管是手术治疗还是保守治疗,包括石膏功能性固定,病人重返运动的时间至少 6~9 个月。对于每个病人,重返运动的合适时间并非完全一致和确定。现有的影像学手段只能从形态学或定性评估肌腱组织愈合,而不能准确地反应生物愈合过程。SWE 则有可能有助于指导临床,决定合适的重返运动时间。

二、肌骨系统其他组织应用现状

(一)末端病

末端病也称附着点病,是一种肌腱正常纤维结构的缺失,继发于创伤、感染、代谢疾病或者退化的附着点结构的改变,传统超声显示为局部低回声区,肌腱或者韧带的增厚,伴或者不伴血流信号增多,骨刺形成及骨侵蚀[21]。值得注意的是,相当一部分末端病导致局部明显疼痛的患者,在灰阶超声下并没有形态、结构及回声的改变[22]。因此,是否可以较灰阶超声更加早期地发现肌腱功能状态的改变,或及时诊断及监测患者预后,则成为肌腱 SWE 检查的热点。附着点病常常伴随着多种复杂的病理过程,它们可以单独或交替出现,包括肌腱纤维的不完全撕裂、水肿、囊性变、玻璃样变性、脂肪浸润、胶原纤维变性、钙化及蛋白多糖的沉积[13,23,24]。而这种肌腱变性最常见的患病部位主要发生于跟腱、髌腱及冈上肌腱,SWE 多表现为局部质软或剪切波速降低[25-29](图 6-8)。

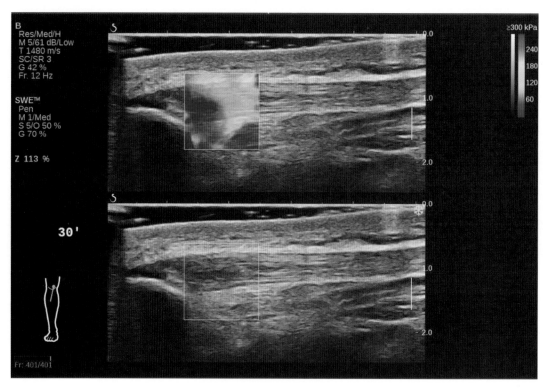

图 6-8 髌腱末端病

图像显示局部剪切波速度降低

另外,通过 SWE 也可能提示强直性脊柱炎引起周围肌腱、韧带、关节囊和筋膜等附着点结构受累程度[30]。

(二)肌肉组织

二维 SWE 能用于评价及监控肌肉的机械特性及功能,如用于评价正常肌肉在不同收缩状态下的硬度。腓肠肌在松弛状态下的杨氏模量约 16.5kPa,在收缩状态下约 225.4kPa;比目鱼肌在松弛状态下的杨氏模量约 14.5kPa,在收缩状态下约 55kPa;胫骨前肌在松弛状态下的杨氏模量约 40.6kPa,在收缩状态下约 268.2kPa。Bouillard 等人分别使用表面肌电图与 SWE 评估肌力,对比发现 SWE 的评估更加准确。

二维 SWE 也可用于监测运动前后肌肉状态的改变。Yanagisawa 等人使用肌肉与特制材料的应变比,分别评估了运动前后肌肉的硬度,证实肌肉硬度在运动后增高,在运动结束后 30 分钟恢复正常。

Berko 等人研究了正常儿童肌肉的硬度范围。他们发现静息状态下肱二头肌的硬度低于股直肌,非优势腿的硬度小于优势腿。所有肌肉运动后,其肌肉硬度立即升高;而原静息状态下肱二头肌与股直肌的差异、优势腿与非优势腿的差异在运动后均变得不明显。

肌肉静止松弛状态下的紧张度称为肌张力,它是维持身体各种姿势以及正常运动的基础。然而,当运动神经元损伤后,高级中枢失去对低级中枢的控制,表现为骨骼肌肌肉张力增大,触之硬度增加。然而,目前尚缺乏评价肌肉状态的客观定量指标,仅通过主观肌力评判存在误差较大,难以精确对肌肉状态分级[31]。目前已有多个研究证实,使用 SWE 评估成人脑卒中及小儿脑性瘫痪的四肢骨骼肌,对比正常人有显著差异,与肌肉痉挛指数相关。这提示 SWE 将有潜力成为监测高位中枢损伤后骨骼肌康复状态的手段[32-34]。

肌肉扭转、扭伤或者撕裂都将使其变软。创伤、缺血和 / 或者局部神经异常导致的肌肉损伤均可以使用 SWE 进行评估。

除此之外,由于肌萎缩常常伴随脂肪浸润,有学者发现,冈上肌肌萎缩患者的剪切波速明显降低[35]。由于肌肉纤维化所致的先天性斜颈则可在 SWE 评估中表现硬度的增加,这不仅可以协助临床进行诊断和预测预后,还有可能评估注射等微创治疗后的疗效[36,37]。

在肌肉筋膜疼痛综合征的患者中,紧绷的筋膜硬度高于周围其他组织。SWE 有潜力用于评估该区域是否需要治疗干预从而合理管理疼痛[38]。

三、肌肉骨骼系统临床应用注意要点与展望

肌肉骨骼系统组织相对于剪切波成像具有两个明显的特点：各向异性、位置表浅，容易受到探头压力的影响。因此进行检查时，对于弹性图像获取和解读都有一定的技术要求：

1. 探头与所显示结构尽可能呈垂直角度；

2. 操作过程中，尽可能不要加压（外固定架固定探头、涂布足量耦合剂、导声垫）；

3. 操作全程尽可能保持稳定（医师与患者，即探头与扫查部位）；

4. 检查时应随时调整弹性量程（应变成像感兴趣区域要包含正常组织）；

5. 弹性图像应在良好灰阶图像的基础上获取，弹性图像伪像的判读依据灰阶图像做参考。

总而言之，肌骨系统剪切波成像获得成功的前提，是合理的选择测试部位，严格控制患者姿势体位、运动状态及图像质控，从而提高测量的可重复性及准确度。当肌骨系统检查获得较高的一致性时，将有助于提高常规诊断效力，进一步评估机体状态，从而指导治疗或康复。其临床应用和规范仍需深入研究。

参考文献

［1］Bercoff J,Tanter M,Fink M. Supersonic shear imaging：a new technique for soft tissue elasticity mapping. IEEE Trans Ultrason Ferroelectr Freq Control,2004,51（4）:396-409.

［2］Gennisson JL. Viscoelastic and anisotropic mechanical properties of in vivo muscle tissue assessed by supersonic shear imaging. Ultrasound Med Biol,2010,36（5）:789-801.

［3］Leung WKC,Chu KL,Lai C.Sonographic evaluation of the immediate effects of eccentric heel drop exercise on Achilles tendon and gastrocnemius muscle stiffness using shear wave elastography.Peer J,2017,5:e3592.

［4］Yamamoto Y. Quantitative Ultrasound Elastography with an Acoustic Coupler for Achilles Tendon Elasticity：Measurement Repeatability and Normative Values. J Ultrasound Med,2016,35（1）:159-66.

［5］Berko NS. Effect of knee position on the ultrasound elastography appearance of the patellar tendon. Clin Radiol,2015,70（10）:1083-6.

［6］Deffieux T. The variance of quantitative estimates in shear wave imaging：theory and experiments. IEEE Trans Ultrason Ferroelectr Freq Control,2012,59（11）:2390-410.

［7］Haen TX. Shear wear elastography of the human Achilles tendon：a cadaveric study of factors influencing the repeatability. Comput Methods Biomech Biomed Engin,2015,18,Suppl 1:1954-5.

［8］DeWall RJ. Spatial variations in Achilles tendon shear wave speed. J Biomech,2014,47（11）:2685-2692.

［9］ Slane LC, Martin J, DeWall R, et al. Quantitative ultrasound mapping of regional variations in shear wave speeds of the aging Achilles tendon. Eur Radiol, 2017, 27(2): 474-82.

［10］ Turan A. Sonoelastographic assessment of the age-related changes of the Achilles tendon. Med Ultrason, 2015, 17(1): 58-61.

［11］ Peltz CD. ShearWave elastography: repeatability for measurement of tendon stiffness. Skeletal Radiol, 2013, 42(8): 1151-6.

［12］ Ruan Z. Elasticity of healthy Achilles tendon decreases with the increase of age as determined by acoustic radiation force impulse imaging. Int J Clin Exp Med, 2015, 8(1): 1043-50.

［13］ Aubry S. Viscoelasticity in Achilles tendonopathy: quantitative assessment by using real-time shear-wave elastography. Radiology, 2015, 274(3): 821-9.

［14］ Kot BC. Elastic modulus of muscle and tendon with shear wave ultrasound elastography: variations with different technical settings. PLoS One, 2012, 7(8): e44348.

［15］ Cortez CD. Ultrasound shear wave velocity in skeletal muscle: A reproducibility study. Diagn Interv Imaging, 2016, 97(1): 71-9.

［16］ Deng Y. On System Dependent Sources of Uncertainty and Bias in Ultrasonic Quantitative Shear Wave Imaging. IEEE Trans Ultrason Ferroelectr Freq Control. 2016, 63(3): 381-93.

［17］ Sun Y. Reproducibility analysis on shear wave elastography (SWE)-based quantitative assessment for skin elasticity. Medicine (Baltimore), 2017, 96(19): e6902.

［18］ Aubry S, Nueffer JP, Tanter M, et al. Viscoelasticity in Achilles tendonopathy: quantitative assessment by using real-time shear-waveelastography. Radiology, 2015, 274(3): 821-9.

［19］ Dillman JR. Superficial ultrasound shear wave speed measurements in soft and hard elasticity phantoms: repeatability and reproducibility using two ultrasound systems.Pediatr Radiol, 2015, 45(3): 376-85.

［20］ Kesikburun S. Assessment of Spasticity with Sonoelastography Following Stroke: A Feasibility Study. PM R, 2015, 7(12): 1254-60.

［21］ Grassi W. Sonographic imaging of tendons. Arthritis Rheum, 2000, 43(5): 969-76.

［22］ Cook JL. Patellar tendon ultrasonography in asymptomatic active athletes reveals hypoechoic regions: a study of 320 tendons. Victorian Institute of Sport Tendon Study Group. Clin J Sport Med, 1998, 8(2): 73-7.

［23］ Botar-Jid C. The contribution of ultrasonography and sonoelastography in assessment of myositis. Med Ultrason, 2010, 12(2): 120-6.

［24］ Ooi CC. A soft patellar tendon on ultrasound elastography is associated with pain and functional deficit in volleyball players. J Sci Med Sport, 2016, 19(5): 373-8.

［25］ Klauser AS, et al. Achilles tendon assessed with sonoelastography: histologic agreement. Radiology, 2013, 267(3): 837-42.

［26］ Sconfienza LM, Silvestri E, Cimmino M. Sonoelastography in the evaluation of painful Achilles tendon in amateur athletes. Clin Exp Rheumatol, 2010, 28(3): 373-8.

［27］ Helland C. Mechanical properties of the patellar tendon in elite volleyball players with and without patellar tendinopathy. Br J Sports Med, 2013, 47(13): 862-8.

［28］ Lee SU. Real-time sonoelastography in the diagnosis of rotator cuff tendinopathy. J Shoulder Elbow Surg, 2016, 25(5): 723-9.

［29］ Rosskopf AB. Quantitative Shear Wave US Elastography of the Supraspinatus Muscle: Reliability of the Method and Relation to Tendon Integrity and Muscle Quality. Radiology, 2016, 278(2): 465-74.

［30］ Turan A. Real-time sonoelastography of Achilles tendon in patients with ankylosing spondylitis. Skeletal

Radiol,2013,42(8):1113-8.

[31] Yamamoto Y. Quantitative US Elastography Can Be Used to Quantify Mechanical and Histologic Tendon Healing in a Rabbit Model of Achilles Tendon Transection. Radiology,2017,283(2):408-417.

[32] Li F,Wu Y,Xiong L. Reliability of a new scale for measurement of spasticity in stroke patients. J Rehabil Med,2014,46(8):746-53.

[33] Brandenburg JE. Quantifying passive muscle stiffness in children with and without cerebral palsy using ultrasound shear wave elastography. Dev Med Child Neurol,2016,58(12):1288-1294.

[34] Yasar E. Assessment of forearm muscle spasticity with sonoelastography in patients with stroke. Br J Radiol,2016,89(1068):20160603.

[35] Lee SY. Value of adding sonoelastography to conventional ultrasound in patients with congenital muscular torticollis. Pediatr Radiol,2013,43(12):1566-72.

[36] Kwon DR,Park GY. Efficacy of microcurrent therapy in infants with congenital muscular torticollis involving the entire sternocleidomastoid muscle:a randomized placebo-controlled trial. Clin Rehabil,2014,28(10):983-91.

[37] Pournot H. The Acute Effect of Local Vibration As a Recovery Modality from Exercise-Induced Increased Muscle Stiffness. J Sports Sci Med,2016,15(1):142-147.

[38] Shankar H,Reddy S. Two- and three-dimensional ultrasound imaging to facilitate detection and targeting of taut bands in myofascial pain syndrome. Pain Med,2012,13(7):971-5.

术 语 表

波（wave）

介质中以特定形式传播的扰动或振动。

泊松比（Poisson's ratio）

弹性介质的基础特性之一,等于横向应变与轴向应变绝对值的比值。对于各向同性材料,泊松比数值范围在 −1 到 0.5 之间。不可压缩材料的泊松比是 0.5。泊松比是因法国数学和物理学家柏松（Simeon Denis Poisson）命名。它与剪切模量类似,也是描述材料对于形态改变的抵抗能力的物理量,但泊松比是沿载荷方向产生长度变化的同时,相垂直方向产生相应变形的能力。

单轴应变（uniaxial strain）

平面(或材料内的横截面)和与其相垂直的平面(或横截面)具有相同位移的一种理想状态。

单轴应力（uniaxial stress）

力在整个平面的表面(或材料内的横截面)均匀分布而且垂直于这个表面(或横截面)的一种理想状态。

单点剪切波测量（point shear wave measurement elastography）

一种通过应用声辐射力产生剪切波,然后报告某个假设均质的局部感兴趣区内硬度参数(剪切波速度或杨氏模量)的弹性测量方法,结果是一个平均定量数值。

刚度、硬度（stiffness）

材料或结构受力时抵抗弹性形变的能力。

刚性模量（modulus of rigidity）

参见"剪切模量"。

各向同性（isotropic）

物体的物理、化学等方面的性质不会因方向的不同而有所变化的特性，即某一物体在不同的方向所测得的性能数值完全相同，亦称均质性。

各向异性（anisotropic）

物质的全部或部分化学、物理等性质随着方向的改变而有所变化，在不同的方向上呈现出差异的性质。各向异性是材料和介质中常见的性质，在尺度上有很大差异。

辐射力（radiation force）

参见"声辐射力"。

核磁弹性成像、核磁 E 成像（magnetic resonance elastography，MRE）

使用外部振动装置产生剪切波，应用核磁成像监测组织变化，计算剪切模量（通过简化公式计算，即 1/3 杨氏模量），最终进行成像的一种弹性成像方法。

横波（transverse wave）

传播方向与质点振动方向相垂直的一种机械波。

横向应变（transverse strain）

与材料轴向垂直的应变部分。

剪切模量（shear modulus）

剪切模量表征材料抵抗切应变的能力（材料的平行内部表面之间相互滑动变形）。其定义是剪切应力与剪切应变的比值，同时也是用于表述物体刚性的模量，单位是帕斯卡（Pa）。

剪切应变（shear strain）

物体在相互平行的横截面之间发生的形变,在剪切应力作用下所产生。

剪切应力（shear stress）

施加于物体表面的应力的切向部分,对于平面来说,其力向量位于表层内。剪切应力的单位是帕斯卡(Pa)。

剪切粘度（shear viscosity）

液体对于形变(流动)的抵抗能力。没有粘性的液体被称为"理性液体"。比较容易流动的液体,比如水,属于低粘性。难于流动的液体,如糖浆,就是高粘性。单位是帕斯卡×秒(Pa·S)。

剪切波（shear wave）

无限材料中,传播方向与质点的振动方向相垂直的一种机械波,是横波的一种特殊类型,也叫 S 波(s-wave)。

剪切波成像、剪切波 E 成像（shear wave elastography,SWE）

一种成像方式,应用声辐射力产生剪切波,最终能够生成定量硬度参数图像的成像方法(图像上的彩色编码显示杨氏模量或剪切波速度大小)。

结构刚度（structural stiffness）

因物体结构而提高的刚度。物体的刚度大小,一方面与其剪切模量相关,同时也与其结构有很大关系。例如:尽管剪切模量相同,但是厚膜性结构的刚性会高于薄的膜性结构,或者,同一张纸,卷起来之后就要比没卷之前刚性提高,这都是结构钢性的表现。

马赫锥效应（Mach cones effect）

当一个微弱的点扰源以超声速在大气中运动或位于超声速匀直流中时,存在一个以点扰源为顶点、把空间分为扰动区和未扰动区的锥面,称为马赫锥,由奥地利物理学家 E·马赫于 1887 年在分析弹丸扰动的传播图形时首先提出,因而得名。在声学中,利用超高速聚焦使振动源高速移动(大于剪切波声速数倍),也可产生马赫锥效应,用于安全高效产生剪切波。

粘弹性介质（viscoelastic material）

非完全弹性体材料，如聚合物或生物组织。理想弹性体可以将形变产生的所有能量储存起来，并可在外力移除后全部释放（例如恢复原始状态）。对理想弹性体施加动态载荷，应变与应力完全同相位。而对于纯粘性流体，应变会滞后于应力 90 度。粘弹性材料则介于这两种理想状态之间。

粘性（viscosity）

参见"剪切粘性"。

帕斯卡（pascal）

压强、应力、剪切模量、杨氏模量或抗拉强度的单位。因法国数学和物理学家布莱斯·帕斯卡（Blaise Pascal）而命名。1 帕斯卡（Pa）等于 1 牛顿 / 平方米。

频散介质（dispersive medium）

具备频散特性的物质。

平面波（plane wave）

传播时波面为平面的波；在超声成像领域，指由所有阵元（波源）全部激发所产生的一种特殊形式的波群，其波阵面近似平面。由于形成全幅图像的声波发射间隔明显缩短，可形成很高的图像帧频，主要应用于极速成像。

千帕（kilopascal）

一千帕斯卡（kPa）。

群速度（group velocity）

波传播中整体形状的移动速度，是包络波上任一恒定相位点的推进速度。

声辐射力（acoustic radiation force）

在声波传播过程中，声波与它所在的介质发生相互作用，将其动量传递给介质，介质吸收和 / 或散射 / 反射声能而呈现的一种物理现象。
"声辐射"指的是声能的传播，而非电离辐射。

声辐射力脉冲（acoustic radiation force impulse）

由聚焦声束产生的一种声辐射力短暂脉冲（通常时间 <1 毫秒）。

声辐射压（acoustic radiation pressure）

施加于物体表面的声辐射力在声波传播路径上所产生的前向平均压力。

声辐射力脉冲成像（acoustic radiation force impulse imaging）

弹性成像的一种形式，应用声辐射力脉冲进行激励，依据测量到的组织相应位移变化进行成像。在特定区域内，按顺序依次激励横向相邻组织，组织相继产生相对位移，测量位移大小而转换成图像显示。其图像所表达的信息与外压式应变成像相同。

声辐射力脉冲定量（acoustic radiation force impulse quantification）

临床文献中广泛应用于描述点式剪切波测量模式的名词，具体信息可参考"点式剪切波测量"。

声学频散（acoustic dispersion）

波在传播的过程中分成不同频率的几个波的现象。其产生机制是由于材料中的相速度具有频率依赖性；通常来说，波的高频部分会比低频部分传播速度快。

瞬时弹性成像（transient elastography，TE）

由外部振动产生剪切波之后进行刚度参数（杨氏模量）测量的一种方法，能够得到假设均质区域内的一个平均定量数值。

损耗模量（loss modulus）

用于描述粘弹性材料对所受压力（应力）的非弹性（或粘性）反应。损耗模量与储能模量（弹性响应或储存能量）结合，用以反映材料的复合弹性模量。

弹性（elasticity）

物理学名词，在物理学和机械学上，弹性理论是描述一个物体在外力的作用下如何运动或发生形变。弹性在不同的领域有着有联系但是截然不同的意义。

弹性成像、E 成像（elastography）

能够提供组织硬度相关信息（或其他弹性特征）的成像模式。

弹性非线性（elastic nonlinearity）

应变增高时，应力 - 应变曲线的斜率变化情况。指在某种材料的形变增大时，测量其硬度增高的程度。

弹性模量（elastic modulus）

物理参数，表述在施加一定压力的情况下，某种材料抵抗形变的能力。依据外力（或应力）和形变（或应变）的不同，可分为多种不同的弹性模量，如体积模量、剪切模量、杨氏模量和泊松比等。

弹性图、E 成像图（elastogram）

显示组织（粘）弹性特征的图像。

体积模量（bulk modulus）

物质的一种基础物理特性：指当压强增大时，物体抵抗其体积变化的能力，也就是增大压强时，抵抗密度升高的能力。体积模量与压缩性成反比。

相速度（phase velocity）

波的任一频率成分所具有的相位传播速度。相速度等于波长除以周期。

信噪比（signal to noise ratio，SNR）

信号与噪声数量的比值。

压痕实验（indentation test）

评估材料机械特性的一种方法，主要是测量"硬度"（通常是抵抗塑性变形和断裂的能力）。这种方法有时也被用来测量物体的杨氏模量。

压缩波（compressional wave）

传播方向与质点运动方向相同的一种机械波。压缩波是局部压强或密度变化（增高和减低依次变化)的传递过程,类似含义的名词包括:声波、压力波、p波或纵波等。

压缩性(compressibility)

测量压强变化导致的物体相对体积变化能力。压缩性与体积模量相反。请注意绝热压缩性(恒定熵)和等温压缩性(恒定温度)完全不同。不过通常弹性成像并不涉及这方面的差异。

杨氏模量(Young's modulus)

一种材料特性,描述拉伸或压缩一种介质使其产生形变的难易程度,等于单轴应力与单轴应变的比值(也就是压缩或者拉伸载荷)。

应变(strain)

外力作用下的相对形变。最常用的形态是"无限小应变"或"工程应变",即总形变(ΔL)除以原始长度(L),应变 =$\Delta L/L$。

应变率(strain rate)

指单位时间内发生的应变,即应变变化的时间率,通常是以 /s 为单位。

应变比(strain ratio)

两种组织应变程度的比值。

应变成像(strain elastography,SE)

施加静态或准静态应力后(外力或内部),利用组织应变大小进行成像的一种方法,其结果不仅反映组织的剪切模量,也与物体结构刚度有关。

应力(stress)

单位面积上的内力大小。应力可由施加于体表的力产生,也可以由一个体内质点(体积元素)作用于相邻的质点(体积元素)而产生。应力的单位是帕斯卡(Pa)。常见类型有抗压应力、剪切应力和单轴向应力等。

应力集中(stress concentration)

指物体中应力局部明显增高的现象,一般出现在物体形状急剧变化的地方,或者局部成分的粘弹性与周围物质差异很大。

应力衰减（stress decay）

物体内应力减低的现象。应力可随时间（如应力松弛实验）或空间（例如表面硬度及压头的衍射效应）而降低。

轴向应变（axial strain）

沿施力方向的应变。在弹性成像中，通常指沿着声束传播方向或深度方向的应变。

准静态载荷（quasi-static loading）

应力施加的足够慢，以至于惯性效应可以忽略不计（载荷的时间依赖性和惯性质量可被忽略）。与动态载荷相对。

超声 E 成像各器官临床诊断参考阈值表

器官 / 组织		杨氏模量 / 剪切波速度值	数据解读
肝脏			
成人肝脏正常值硬度范围		Emean=2.6~6.2kPa	正常界值≤7kPa
慢性乙型肝炎（ALT 正常）[1]	界定肝纤维化（≥F2 期）	Emean≥7.6kPa	如肝脏硬度值介于 8.5~11.0kPa 之间，需进一步肝穿活检
	排除肝硬化	Emean<8.5kPa	
	界定肝硬化（≥F4 期）	Emean≥11.0kPa	
丙型肝炎[2]	界定肝纤维化（≥F2 期）	Emean>7kPa	
	界定肝硬化（≥F4 期）	Emean>15kPa	
乳腺			
乳腺病灶良恶性参考阈值		Emax≥60kPa	主要参考乳腺肿物硬度值
辅助 BI-RADS 分类升 / 降评估	4A 类降级为 3	BI-RADS 4A+Emax≤40kPa	结合灰阶超声 BI-RADS 分类进行鉴别诊断
	3 类升级为 4A	BI-RADS 3+Emax≥50kPa	
甲状腺			
甲状腺病灶良恶性参考阈值		Emax≥46.1kPa Esd≥5.8	

器官 / 组织		杨氏模量 / 剪切波速度值	数据解读
肌骨			
成人跟腱 正常参考值[3]	踝关节跖屈位长轴	Cmean=6.61m/s	肌骨系统检查需注意 体位和长短轴 (各向异性)
	踝关节跖屈位短轴	Cmean=4.98m/s	
	踝关节中立位长轴	Cmean=15.75m/s	
	踝关节中立位短轴	Cmean=5.51m/s	
成人腓肠肌 正常参考值	放松状态	Emean=16.5kPa	此系列肌肉正常值取 平行于肌纤维的长轴 切面进行测量;数值结 果需结合检查时的体 位、肌肉状态等进行 评估
	紧张状态	Emean=225.4kPa	
成人比目鱼肌 正常参考值	放松状态	Emean=14.5kPa	
	紧张状态	Emean=55kPa	
成人胫骨前肌 正常参考值	放松状态	Emean=40.6kPa	
	紧张状态	Emean=268.2kPa	
胰腺			
成人胰腺硬度 正常参考值[4]	男性	Emean=(11.1±3.2)kPa	
	女性	Emean=(10.8±3.1)kPa	
脾脏			
成人脾脏硬度 正常参考值[5]	男性	Emean=(17.3±2.7)kPa	
	女性	Emean=(16.1±2.2)kPa	
前列腺			
前列腺病灶良恶性参考阈值[6]		Emax≥35kPa	

注：1. 数据来源主要取自本指南正文,并结合相关国际指南和文献的参考标准(见参考文献目录)

2. 不同品牌设备所测得的临床应用阈值可能有所差异,本指南的临床指导意见和阈值信息是以超声 E 成像设备(SuperSonic Imagine,SSI,声科影像)的大样本多中心研究数据为基础,其他设备需参考使用

3. Emean:杨氏模量平均值;Emax:杨氏模量最大值;Cmean:剪切波速度平均值

参考文献

[1] Herrmann E. Assessment of Biopsy-proven Liver Fibrosis by Two-Dimensional Shear Wave Elastography:An Individual Patient Data-Based Meta-Analysis. Hepatology,2018,67(1):260-272.

[2] Richard GB, Giovanna F,Mark LP,et al. Elastography Assessment of Liver Fibrosis:Society of Radiologists

in Ultrasound Consensus Conference Statement. Radiology,2015,276:845-861.

［3］Aubry S,Nueffer JP,Tanter M,et al. Viscoelasticity in Achilles Tendonopathy：Quantitative Assessment by Using Real-time Shear-Wave Elastography. Radiology,2015,274(3):821-9.

［4］Yoshiki H,Takamichi K,Atsushi I,et al. JSUM Ultrasound Elastography Practice Guidelines：Pancreas. J Med Ultrasonics,2013, 42(2):359-391.

［5］Aleksander P,Inglot MS,Kinga S,et al. Shear Wave Elastography of the Spleen：Evaluation of Spleen Stiffness in Healthy Volunteers. Abdom Radiol,2016,41:2169-2174.

［6］Richard G B,David C,Marko B,et al. WFUMB Guidelines and Recommendations and Recommendations on The Clinical Use of Ultrasound Elastography：Part 5. Prostate. Ultrasound Med Biol,2016,5:1-22.

附录三

循证医学证据与等级（参照 GRADE 评分系统）

证据质量	说明	分级
高	后续的研究不太可能改变对结果的预期判断；证据来源于多项有肝活检病理结果的临床研究或多项 Meta 分析	A
中	后续的研究可能会影响对结果的预期判断，有可能会改变现有观点；证据来源于单项有肝活检病理结果的研究，或多项小样本研究	B
低	后续的研究可能会严重影响对结果的预期判断，非常有可能出现不同观点；证据来源于专家的意见，病例报道或诊疗规范性文件	C

推荐强度	说明	分级
强烈推荐	充分考虑到了证据的质量、患者可能的预后情况及治疗成本而最终得出的推荐意见	1
慎重推荐	证据价值参差不齐，推荐意见存在不确定性，或推荐的治疗意见可能会有较高的成本疗效比等，更倾向于较低等级的推荐	2

注：参考 Guyatt GH, Oxman AD, Vist GE, et al. GRADE: an emerging consensus on rating quality of evidence and strength of recommendations. BMJ, 2008, 336: 924-6.